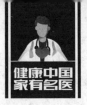

健康中国
家有名医

抑郁症
诊断与治疗

总策划　王韬 教授
中国科普作家协会　医学科普创作专委会主任委员

主编 —— 高存友

上海科学技术文献出版社
Shanghai Scientific and Technological Literature Press

图书在版编目（CIP）数据

抑郁症诊断与治疗 / 高存友主编 . —上海：上海科学技术文献
出版社，2023
　　（健康中国 · 家有名医丛书）
　　ISBN 978-7-5439-8541-4

　　Ⅰ.①抑… Ⅱ.①高… Ⅲ.①抑郁症—诊疗—普及读物
Ⅳ.① R749.4-49

中国版本图书馆 CIP 数据核字 (2022) 第 038334 号

选题策划：张　树
责任编辑：付婷婷
封面设计：留白文化

抑郁症诊断与治疗
YIYUZHENG ZHENDUAN YU ZHILIAO
主编　高存友
出版发行：上海科学技术文献出版社
地　　址：上海市长乐路 746 号
邮政编码：200040
经　　销：全国新华书店
印　　刷：商务印书馆上海印刷有限公司
开　　本：650mm×900mm　1/16
印　　张：14
字　　数：142 000
版　　次：2023 年 1 月第 1 版　2023 年 1 月第 1 次印刷
书　　号：ISBN 978-7-5439-8541-4
定　　价：38.00 元
http://www.sstlp.com

"健康中国·家有名医"丛书总策划简介

王 韬

上海市同济医院急诊医学部主任兼创伤中心主任,上海领军人才,全国创新争先奖状、国家科技进步奖二等奖获得者,国家健康科普专家库首批成员,中国科协辟谣平台专家,国家电影局科幻电影科学顾问,中国科普期刊分级目录专家委员会成员,中国科普作家协会医学科普创作专委会主任委员,中华医学会《健康世界》杂志执行副总编。

抑郁症诊断与治疗
作者简介

高存友

主任医师，医学硕士。原全军精神疾病防治研究所副所长，军队高层次专业技术人才。现任上海市嘉定区精神卫生中心医教科科长、精神科主任，嘉定区精神卫生重点专科负责人。从事精神科一线工作21年，曾先后执行汶川和玉树大地震、武汉抗击新冠疫情紧急心理干预任务。发表SCI或核心期刊论文55篇，主编专著2部，副主编专著2部，主编科普书籍3部，获各类专利8项。作为主要负责人承担的课题获省（部）级科技进步二等奖4项，三等奖4项。荣立三等功2次，获医院系统先进个人、玉树抗震救灾先进个人、学习成才先进个人等军队荣誉；获湖北省"最美逆行者"，中国红十字会抗疫先进个人，嘉定区卫生系统先进科技工作者等地方荣誉。

"健康中国·家有名医"丛书编委会

丛书总策划：

王　韬　　上海市同济医院急诊医学部兼创伤中心主任、
　　　　　主任医师、教授

丛书副总策划：

方秉华　　上海市公共卫生临床中心党委书记、主任医师、教授
唐　芹　　中华医学会科普专家委员会副秘书长、研究员

丛书编委：

马　骏　　上海市同仁医院院长、主任医师
卢　炜　　浙江传媒学院电视艺术学院常务副院长、党委副书记
冯　辉　　上海中医药大学附属光华医院副院长、主任医师
许方蕾　　上海市同济医院护理部主任、主任护师
李本乾　　上海交通大学媒体与传播学院院长、教育部"长江学者"
　　　　　特聘教授
李江英　　上海市红十字会副会长
李春波　　上海交通大学医学院附属精神卫生中心副院长
　　　　　上海交通大学心理与行为科学研究院副院长、主任医师
吴晓东　　上海市医疗急救中心党委书记
汪　妍　　上海电力医院副院长、主任医师
汪　胜　　杭州师范大学护理学院党总支书记兼副院长、副教授
宋国明　　上海市第一人民医院党委副书记、纪委书记、副研究员
张春芳　　上海市浦东新区医疗急救中心副主任
张雯静　　上海市中医医院党委副书记、主任医师

苑　杰　华北理工大学冀唐学院院长、主任医师、教授
罗　力　复旦大学公共卫生学院党委书记、教授
周行涛　复旦大学附属眼耳鼻喉科医院院长、主任医师、教授
唐　琼　上海市计划生育协会专职副会长
陶敏芳　上海市第八人民医院院长、主任医师、教授
桑　红　长春市第六医院主任医师、教授
薄禄龙　海军军医大学第一附属医院麻醉科副主任、副主任医师、副教授

本书编委会

主　编　高存友
副主编　段惠峰　孔素丽
编　委（按姓氏笔画排序）
孙素丽　李　超　杨志磊　段惠峰　高丹青
高存友　彭红玲

总　序

　　近日，中共中央办公厅、国务院办公厅印发了《关于新时代进一步加强科学技术普及工作的意见》，从加强科普能力建设、促进科普与科技创新协同发展等七个方面着重强调了科普是国家和社会普及科学技术知识、弘扬科学精神、传播科学思想、倡导科学方法的活动，是实现创新发展的重要基础性工作。这是对新时代科普工作提出新的明确要求，是推动新时代科普创新发展的重大契机。为响应号召，推进完成在科普发展导向上强化战略使命、发挥科技创新对科普工作的引领作用、发挥科普对于科技成果转化的促进作用的三大重要科普任务；促进我国科普事业蓬勃发展，营造热爱科学、崇尚创新的社会氛围，构建人类命运共同体，上海科学技术文献出版社特此策划推出"健康中国·家有名医丛书"。

　　健康是人最宝贵的财富，然而疾病是其绕不开的话题。随着社会发展，在人们物质水平提高的同时，这让更多人认识到健康的重要性，激发了全社会健康意识的觉醒。对健康的追求也有着更高的目标，不再局限于简单的治已病，而是更注重"未病先防、既病防变、愈后防复"。多方面的因素使得全民健康成为"热门"话题。

　　现代社会快节奏和高强度的生活方式，使我们常常处于亚健康状态。美食诱惑、运动不足、嗜好烟酒，往往导致肥胖，诱发高血压、高血脂、高血糖、高尿酸乃至冠心病、脑卒中，甚至损伤肺功能，造成肾功能衰退，而久病卧床又会造成肺炎、压疮、下肢血管栓塞等衍生疾病……凡此种种，严重影响人们的健康生活。

　　"经济要发展，健康要上去"，是每个老百姓的追求。"健康中

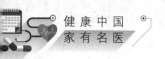

国"不是一个口号,也不是一串数字。人民健康是民族昌盛和国家富强的重要标志,健康是人们最具普遍意义的美好生活需要。该丛书遴选临床常见病、多发病,为广大读者提供一套随时可以查阅的医学科普读物。

这套丛书,为广大读者提供一份随时可以查阅的医学手册,帮助读者了解与疾病预防治疗相关的各类知识,探索疾病发生发展的脉络,为找寻最合适的治疗方法提供参考。为全社会健康保驾护航,让大众更加关注基础疾病的治疗,提高机体免疫力。在为患者答疑解惑的同时,也传递了重要的健康理念。

本丛书秉承上海科学技术文献出版社曾经出版的"挂号费"丛书理念,作为医学科普读物,为广大读者详细介绍了各类常见疾病发病情况、疾病的预防、治疗,生活中的饮食、调养,疾病之间的关系,治疗的误区,患者的日常注意事项等。其内容新颖、系统、实用,适合患者、患者家属及广大群众阅读,对医生临床实践也具有一定的参考价值。本丛书版式活泼大气、文字舒展,采用一问一答的形式,逻辑严密、条理清晰、方便阅读,便于读者理解;行文深入浅出,对晦涩难懂的术语采用通俗表达,降低阅读门槛,方便读者获取有效信息,是可以反复阅读、随时查询的家庭读物,宛若一位指掌可取的"家庭医生"。

本丛书诚邀上海各三甲医院专科医生担任主编撰稿,每册书十万余字,一病一书,精选最为常见和患者最为关心的内容,删繁就简,避免连篇累牍又突出重点。本套"健康中国·家有名医"丛书在2020年出版了第一辑21册,现在第二辑27册也顺利与广大读者见面了。

这是一份送给社会和大众的健康礼物,看到丛书出版,我甚是欣慰。衷心盼望丛书可以让大众更了解疾病、更重视健康、更懂得未病先防,为健康中国事业添砖加瓦。

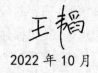

王韬

2022 年 10 月

目　录

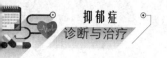

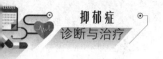

抑郁症的基础知识

抑郁症属于情感(心境)障碍,是一种以情绪低落为主的情感失衡状态。从此描述中可以看出,抑郁症涉及情绪与情感两个概念,即情绪低落与情感障碍。要了解抑郁症,首先应该对情绪与情感进行剖析,知晓各自的表现、本质,以及之间的相互关系。当抑郁来袭的时候,不仅要关注情绪状态等外在表现的变化,还应知道是什么导致了这种变化的发生。有时候,引起情绪变化的原因很容易找到,比如亲人去世、事业不顺等。但大部分情况下,导致抑郁的原因却不易被发现,而且浮于表面容易被发现的原因也不是导致情绪变化的唯一因素,还有更深层的机制在发挥作用。所以,对抑郁症的了解,更重要的是探究在生理、心理、社会等因素影响下,究竟是什么样的脑内作用机制,让个体产生了以情绪改变为主的认知、情感和意志行为的综合变化。

什么是情绪

情绪的定义涉及身体的变化、意识的体验和对外界事物的评价,是对一系列主观认知体验的通称。最普遍、通俗的情绪有喜、怒、哀、惊、恐等,也有一些细腻微妙的情绪如惭愧、羞耻等。

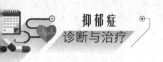

情绪常和性格、脾气、目的等因素互相作用,也受到激素和神经递质的影响。无论是正面还是负面的情绪,都会引发人们行为的动机。尽管有一些情绪引发的行为看上去没有经过思考,但实际上意识是产生情绪重要的一环。

人的情绪有先天成份也有后天控制的成分,可以被分为与生俱来的基本情绪和后天学习到的复杂情绪。基本情绪与原始人类生存息息相关,复杂情绪必须经过人与人之间的交流才能学习到。因此,每个人对情绪的定义和所拥有的复杂情绪数量都不一样。

（一）情绪的状态

按照发生的速度、强度和持续时间可将情绪分为心境、激情和应激三种状态。

1. 心境

心境是一种微弱、弥散和持久的情绪,也即平时所说的心情。心境的好坏常常是由某个具体而直接的原因造成的,它所带来的愉快或不愉快会保持一个较长的时段,并且把这种情绪带入工作、学习和生活当中,影响人的感知、思维和记忆。

2. 激情

激情是一种猛烈、迅疾和短暂的情绪,类似于平时说的激动。激情是由某个事件或原因引起的当场情绪发作,表现猛烈,但持续的时间不长,牵涉的范围不广。激情通过激烈的言语或行为爆发出来,是一种心理能量的宣泄,从一个较长的时段来看,激情对人身心健康的平衡有益,但过激的情绪也会导致行为失控而产生危险后果。

3. 应激

应激是机体在各种内外环境因素及社会、心理因素刺激时所出现的全身性非特异性适应反应，又称为应激反应，这些刺激因素称为应激源。应激是在出乎意料的紧迫与危险情况下引起的高速且高度紧张的情绪状态。应激最直接的表现是精神与身体紧张，即各种过强的不良刺激引起生理、心理反应的总和。

(二) 情绪的种类

现代情绪理论把情绪分为快乐、愤怒、悲哀和恐惧四种基本形式。有心理学家从愉快—不愉快、注意—拒绝、高激活水平—低激活水平等维度描述情绪，每一种具体情绪都按照这三个维度分别处于其两极的不同位置上。情绪从不同角度也可以分为以下几类：第一类是原始的基本情绪，往往具有高度的紧张性，如快乐、愤怒、恐惧、悲哀；第二类是与感觉刺激有关的情绪，如厌恶、欣快等；第三类是根据所处状态来划分的情绪，如心境、激情和应激等。

(三) 情绪的意义

1872 年查尔斯·达尔文在《人与动物的感情表达》中指出，情绪大多有目的性，是自然选择的产物。为了生存，人类必须探索环境（好奇）、吐出不小心吃的异物（厌恶）、避免伤害（恐惧）、战斗（愤怒）、寻求帮助（哭泣）、重做对自己有利的事（快乐）。在日常生活中，情绪可以让人类自动趋利避害，做出更利于生存的选择。在社会生活中，情绪帮助人们与其他人交流感情，影响人与人之间的态度。

情绪会直接影响人的活动能力和工作效率。正性情绪有利

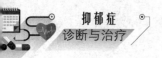

于工作效率的提高,起到促进协调和组织能力的作用。中等愉快水平的情绪可以使智力活动达到较优的效果,如果兴趣和愉快结合起来相互作用、相互补充,能为智力活动和创造性工作提供最佳的情绪背景。过度的焦虑、挫折感等负面情绪所引起的破坏、瓦解和干扰作用对行为产生消极影响。过度焦虑会使人的认知水平降低,操作效率下降;挫折感使人的行为具有攻击、退化、固执和妥协等倾向。此外,悲哀、愤怒、厌烦等情绪会使人倦怠、消沉,害怕承担风险,过分追求稳定的秩序,过早地做出判断等。

有心理学家研究发现,惧怕是破坏性最大的情绪,痛苦则通过其压抑效应对智力操作起干扰、延缓的作用,而愤怒比痛苦和惧怕有更大的自信度,从而使人在愤怒情绪释放后获得更好的工作效率。但是,如果愤怒情绪在体内积累没有得到释放,会同其他负面情绪一样对身心产生损害。

什么是情感

情感是人对客观事物是否满足自己社会性需要而产生的态度体验,是态度这一整体中的一部分,与态度中的内向感受、意向具有协调一致性,是态度在生理上的一种较复杂而又稳定的生理评价和体验。

(一)情感的种类

人的情感复杂多样,可以从不同的观察角度来进行分类。

但由于情感的核心内容是价值,故而很多专家应根据其所反映的价值关系特点进行分类。

1. 价值正负变化方向

根据价值的正负变化方向分为正向情感与负向情感。正向情感是人们对正向价值的增加或负向价值的减少所产生的情感,如幸福、信任、感恩、热爱等;负向情感是人对正向价值的减少或负向价值的增加所产生的情感,如悲痛、鄙视、仇恨、嫉妒等。

2. 价值主体的类型

根据价值主体的类型分为个人情感、集体情感和社会情感。个人情感是指个人对事物所产生的情感。集体情感是指集体成员对事物所产生的合成情感,阶级情感就是一种典型的集体情感。社会情感是指社会成员对事物所产生的合成情感,民族情感就是一种典型的社会情感。

3. 基本价值的类型

根据事物基本价值类型分为真假感、善恶感和美丑感。真假感是人对思维性事物(如知识、思维方式等)所产生的情感;善恶感是人对行为性事物(如行为、行为规范等)所产生的情感;美丑感是人对生理性事物(如生活资料、生产资料等)所产生的情感。

4. 价值的目标指向

根据价值的目标指向分为对物情感、对人情感、对己情感和对特殊事物情感等。对物情感包括中意、厌烦等,对人情感包括仇恨、嫉妒、爱戴等,对己情感包括自卑感、自豪感等。

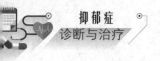

（二）情感的本质

情感是生活现象与人类心理活动相互作用下产生的感受。情感的客观方面体现在人类大脑可以感受到生活现象中蕴含的情感。情感的主观方面：一是即使同样的生活，心态不同的人对生活的感觉不同；二是当受到负面事件刺激而心情不好时，感受情感的能力就会下降。因此，情感是生活现象与人类心理活动共同决定的，而不是单独由某一方来左右。情感是人对现实的一种比较固定的态度，它表现为与人的个性、道德经验等有关的各种体验。情感是人类适应生存的心理工具，能激发心理活动和行为的动机，是心理活动的组织者。情感也是人际交流的重要手段，双方志趣相同时往往会产生共鸣。

（三）情感的特征

1. 情感的倾向性

情感的倾向性是指一个人的情感指向与起因、世界观、人生观有着密切的联系。比如憎恶的情感，如果它指向危害国家利益、破坏国家财产的人和事，那这种情感就是高尚的情感；如果把这种情感指向批评过自己缺点的人，或在能力和人品上都超过自己的人，那这种情感就是低下的情感。所以，评价同样一种情感，要分析其倾向性。

2. 情感的深刻性

情感的深刻性是指一个人的情感涉及有关事物的本质程度。情感是由一定的客观事物引起的，越是接近事物的本质，就越具有深刻性，由表面现象引起的情感则缺乏深刻性。具有艺术修养的人在欣赏舞台上的时装表演时所产生的美感，就是一种深刻的情感;而缺乏艺术修养的人只是抱着图新鲜、凑热闹的态度来看演出,这时表现出的情感即愉悦感,就是一种肤浅的情感。两个人经历了风风雨雨、相濡以沫的情感是深刻的情感;而萍水相逢、泛泛之交的情感,则是肤浅的情感。

3. 情感的稳固性

情感的稳固性是指情感的稳固程度和变化情况,是一个人主观世界稳固性的具体表现。只有在正确的世界观、人生观指导下产生的情感才是稳固的情感。具有这种情感的人,无论在工作、学习和生活中,都具有自觉、积极和始终如一的态度,即使经常从事某一项工作,也不会因时间的推移而冷淡。

4. 情感的效果性

情感的效果性是指一个人的情感在其实践活动中发挥作用的程度。情感效果性高的人,任何情感都会成为鼓舞其进行实际行动的动力,不仅愉快的、满意的情感会鼓舞其以积极的态度去工作和生活,即便产生不愉快、不满意的情感也能被转化为力量。相反,情感效果性低或者没有情感效果性的人,虽然也常常产生一些情感体验,有时还很强烈,但也仅仅是停留在体验上,对于实际行动却没有任何积极的作用。

情感有哪些表达模式

根据价值目标指向的不同,人的情感表达模式可分为对物情感、对人情感、对己情感以及对特殊事物情感四大类。

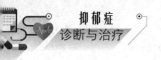

（一）对物情感

事物对于人的价值一般有两种变化方式：一是价值增加（正价值增大或负价值减小）；二是价值减少（正价值减小或负价值增大）。根据事物价值的不同变化方式和变化时态，对物情感可分为八种具体表达形式，如表1所示。

表 1　对物情感的分类

时间变化	价值增加	价值减少
过　　去	留恋	厌倦
过去完成	满意	失望
现　　在	幸福	恼怒
将　　来	企盼	焦虑

（二）对人情感

对他人的情感不仅与价值的变化方式和变化时态有关，而且还与个体和他人的利益关系有关。根据他人价值的不同变化方式、变化时态和利益相关性，对人情感可分为十六种具体表达形式，如表2所示。

表 2　对人情感的分类

| 时间变化 | 利益正相关 | | 利益反相关 | |
	增加	减少	增加	减少
过　　去	怀念	痛惜	怀恨	轻蔑
过去完成	佩服	失望	妒忌	庆幸
现　　在	称心	痛心	嫉妒	欣慰
将　　来	信任	顾虑	顾忌	嘲笑

（三）对己情感

人对自己的情感取决于自身价值的变化方式和变化时态。根据自身价值的不同变化方式、变化时态,对己情感可分为八种具体表达形式,如表3所示。

表3　对己情感的分类

时间变化	价值增加	价值减少
过　　去	自豪	惭愧
过去完成	得意	自责
现　　在	开心	难堪
将　　来	自信	自卑

（四）对特殊事物情感

有些事物具有某种特殊的价值意义,从而引发人的某种特殊情感。

1. 对他人评价的情感

当他人以某种方式(如语言、文字、表情、行为等)对自己过去、现在和将来的思想、行为和生理状态等进行评价时,个体会产生特定的情感。如当利益正向相关的他人对于自己的评价高于实际水平时,产生惭愧的情感,反之将产生委屈的情感;当利益负向相关的他人对于自己的评价高于实际水平时,将产生别扭的情感,反之将产生羞辱的情感。

2. 对交往活动的情感

当与利益正向相关的人进行交往时,如果自己所付出的价值大于对方所付出的价值,会产生施恩的情感,否则会产生负疚的情感。当与利益负向相关的人进行交往时,如果自己所付出

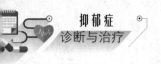
的价值大于对方所付出的价值,会产生屈辱的情感,否则会产生
解恨的情感。

3. 对不确定事物的情感

当事物可能产生正向、零值和负向价值时,将分别产生关
注、漠视和警惕的情感。当事物有着正向不确定、零值不确定和
负向不确定的价值(即价值的概率平均值分别为正、零、负)时,
将产生期待感、神秘感与恐惧感。

4. 对自身价值的情感

当自身价值处于他人的正向价值作用、无价值作用和负向
价值作用时,将分别产生安全感、孤独感和危机感。当他人的价
值受制于自己的价值时,将产生责任感;相反,当自己的价值受
制于他人的价值时,将产生依赖感。当自己的价值依附于他人
或社会的价值时,将产生归属感;相反,当自己的价值从他人或
社会的价值中分离出来时,将产生失落感。当自己的价值与他
人的价值同属于一个更大的价值系统时,对于他人将产生认同
感。当自己的价值隶属于一个更大的价值系统并得到它的承认
和重视时,将产生荣誉感。

情绪与情感有什么区别

情绪与情感这两个概念在日常生活中并无严格界限,情绪
一般是作为情感的同义词来运用的。但是在心理学上情绪与情
感却是两个不同的概念,主要区别表现在以下几个方面。

1. 情绪出现较早

婴儿一出生就有情绪表现,但这时情绪是不分化的,随着年龄的增长才逐步分化出喜、怒、哀、乐、恶等。情感不是天生的,是个体随着心智的成熟和社会认知的发展而逐渐产生的。情感与人的认识、情绪体验分不开,如道德感、理智感和美感等。

2. 情绪与生理需求有关

情绪与生理需要满足程度密切相关,如饮食需要满足与否而引起的喜或哀、危及生命时所产生的恐惧、与他人搏斗时所产生的愤怒等。而情感则是与社会性需要相联系,如由交际的需要,遵守社会道德的需要,精神文化的需要所引起的友谊感、道德感等高级、复杂的情感。因此,情绪是人类和动物所共有的,而情感则是人类所特有的,受社会历史条件制约。

3. 情绪具有明显的情境性

情绪具有情境性和暂时性,情感则具有深刻性和稳定性。情绪常由身旁的事物所引起,又常随着场合的改变和人、事的转换而变化。情感可以说是在多次情绪体验的基础上形成的稳定的态度体验,如对一个人的爱和尊敬,可能是一生不变的。正因为如此,情感特征常被作为人的个性和道德品质评价的重要方面。

4. 情绪比情感更强烈

情绪具有冲动性和明显的外部表现,情感则比较内隐。人在情绪左右下常常不能自控,高兴时手舞足蹈,郁闷时垂头丧气,愤怒时又暴跳如雷。情感更多的是内心的体验,深沉而且久

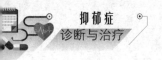

远,不轻易流露出来,如荣誉感、责任感等。

普通心理学认为,情绪和情感都是人对客观事物所持的态度体验,只是情绪更倾向于个体基本需求上的态度体验,而情感则更倾向于社会需求上的态度体验。这一结论将幸福、美感、喜爱等具有个体化而缺少社会性的感受排斥在情感之外,又忽视了基本情绪感受上的喜、怒、忧、思、悲、恐、惊和社会性情感感受上的爱情、友谊、爱国主义情感在行为过程中具有的交叉现象。例如,一个人在追求爱情这一社会性的情感过程中随着行为过程的变化同样也会有各种各样的情绪感受,而爱情感受的稳定性和情绪感受的不稳定性又显然表明爱情和相关情绪是有区别的。基于这两点,将情感和情绪以基本需求、社会需求相区别,或者是将情感和情绪混为一谈都是不合适的。

情绪和情感既有区别,又密不可分。情感是在多次情绪体验的基础上形成的,并通过情绪表现出来;情绪的表现和变化又受到情感的制约。当人们从事某一项工作的时候,如总是体验到轻松、愉快,那么时间长了,就会爱上这一行。反过来,对工作建立起深厚的感情之后,会因工作的出色而欣喜,也会因为工作中的疏漏而伤心。可以说,情绪是情感的基础和外部表现,情感是情绪的深化和本质内容。

什么是抑郁症

抑郁症是各种原因引起的以显著和持久的抑郁症状为主要

临床特征的一类情感障碍。抑郁症状包括情绪低落、兴趣丧失、精力缺乏、精神运动性迟滞或激越、思考或注意能力减弱或难以做决定、自责或无价值感、体重与睡眠改变、自杀意念或行为等，其中核心症状是与处境不相称的情绪低落和兴趣丧失。抑郁症状通常无缘无故地产生，缺乏客观精神应激的条件，或者虽有不良刺激因素，但是小题大做，不足以真正解释病理性抑郁情绪。抑郁症临床表现的情绪低落与其处境不相称，情绪的消沉可以从闷闷不乐到悲痛欲绝，甚至悲观厌世，有自杀企图或行为，更为严重者可发生木僵或出现幻觉、妄想等精神病性症状。抑郁症状每次发作持续至少 2 周以上，长者可达数年，多数病例有反复发作的倾向，每次发作大多数可以缓解，部分患者可有残留症状或转为慢性。

实际上，抑郁症概念的表达是一个难点，具体在于其语义，即这个术语泛指特定的情感或者症状，是一种综合征（症候群）。抑郁症是特指一种离散的疾病实体，除了一些特征的症状和体征外，还涵盖了明确的发病类型、原因、持续时间和结果。根据2013 年美国发布的《精神疾病诊断与统计手册》第 5 版（DSM-5），抑郁障碍包括破坏性心境失调障碍、重性抑郁障碍（抑郁症）、持续性抑郁障碍（心境恶劣）、经前期心境恶劣、精神活性物质所致抑郁障碍、躯体疾病所致抑郁障碍等亚型。本书重点介绍重性抑郁障碍，即传统意义上的抑郁症。

另外，一定要注意抑郁症与抑郁情绪的区别。每个人在面对不同的生活压力时，都会产生不同程度的抑郁情绪，这是很常见的情感表达，而抑郁症是一种持续的情绪障碍，属于疾病的范

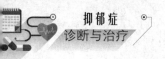
畴。调查数据显示,在世界范围内受某种程度抑郁情绪困扰的女性人数占全部女性的 25%,男性人数占全部男性的 10%。在美国,每年大约有 10 760 万人因抑郁而苦恼,抑郁成为最常见的心理问题。生活中经常听到有人说"郁闷""烦躁""别理我烦着呢"等,实际上这些词都可能是抑郁情绪的代名词。那么抑郁情绪概念是什么呢? 抑郁情绪是正常人基于一定的客观事实,事出有因的负性情绪变化,这种情绪变化一般有一定的时限性,个体通过充分发挥自我心理防卫功能进行自我调适,大多能恢复心理平稳状态。

抑郁症的发展演变过程是什么

抑郁症的演变伴随着人类的生存和生活,将其作为一种疾病来认识和治疗是一个长期的探索过程。

1. 史前历史

人类早期把精神疾病当作超自然力量对精神的干涉,不同的部落和族群有着不同的治疗方法,常见的就是驱魔。部落为了把导致族人精神失常的邪恶力量祛除,会用各种方式进行驱魔。有一些部落会在患者的头骨凿一个洞,通过释放被困在脑袋里的"邪恶力量"来拯救患者。古埃及时期出现了"身份地位落差造成精神疾病"的认知,曾一度认为精神疾病是由于破产或者身份地位的下降所导致的。所以会使用麻醉剂和睡眠疗法,尝试通过对梦境的解释来发现疾病的缘由。

2. 古典时代

希波克拉底提出了疾病发生的"四体液说",认为人体存在着血液、黏液、黄胆汁和黑胆汁等四种体液,人就是因为这些体液而感到痛苦或保持健康的,并依据不同体液在人体内所占的比重,把人分为多血质、黏液质、胆汁质和抑郁质四种类型。黑胆汁与人的抑郁气质有关,黑胆汁过剩则导致抑郁。《希波克拉底全集》中将抑郁症描述为"厌食、沮丧、失眠、烦躁和坐立不安",并创造了词语"melancholy(忧郁)",认为 melancholia 是一种以长时间的担心和失望为主要表现的抑郁症。古罗马名医克劳迪亚斯·盖伦继承并弘扬了气质的四种类型学说,指出有些人天生就比常人更有抑郁倾向(先天性易感)。

在哲学界,苏格拉底假设抑郁是伴随着创造力的"神的愤怒"。观念和自我反思(内省)产生了抑郁,所以抑郁状态常常和具有创造性的人相联系。抑郁的人也常常对自身和生活进行深刻的内省。柏拉图强调环境对人类精神健康造成的影响,提出了成长模型:一个人的童年生活会决定成人后的性格。罗马斯多葛学派(古希腊四大哲学学派之一)秉持更哲学化的思考:人们对自身经历和处境的错误认知导致了抑郁和异常的情绪。只需要转换对自身所处形势的认知,就能够缓解精神上的痛苦。

3. 中世纪

由于受到宗教的影响,中世纪的人们对精神疾病的认知产生了偏差。社会将精神疾病看作是上帝的惩罚,或是魔鬼撒旦给罪恶之人带来的恶果。著名神学家托马斯·阿奎那就认为灵

魂不在天父上帝的管辖之内,不为上帝所救赎的人便是受到魔鬼的诱惑。在中世纪的牧师看来,一个人活在罪恶中才会抑郁,所以需要悔改。同时,抑郁被认为是懒惰的转化,低落的情绪被看作是人的惰性使然。对生活的冷漠、不关心,阻碍了这些"懒惰的人"好好工作。所有的精神疾病患者,包括抑郁症患者,都是因灵魂犯罪而遭到天谴,因为他们不虔信上帝而无法获得救赎。最极端的时候,抑郁症患者会被当成巫师、巫女、异教徒,受到诬蔑和残酷的迫害。《抑郁症》的作者安德鲁·所罗门认为,现如今把抑郁症视为耻辱的观念就是滋生于这一传统。至12世纪,犹太医生摩西迈蒙尼德才将抑郁症看作是一种独立疾病。

4. 近代欧洲

抑郁症在中世纪被道德化,在文艺复兴时代则被浪漫化。艺术文化的繁荣昌盛,使得人们更愿意秉持亚里士多德的观点,即认为"在哲学、诗歌、艺术和政治上出类拔萃的人(天才),都有抑郁的特质"。15到16世纪的文艺复兴时期,米开朗琪罗、达·芬奇、牛顿等人无一不是抑郁的天才。气质阴郁被视为思想有深度,脆弱的性格则被视为为深邃心灵付出的代价。同时,抑郁的解释仍离不开宗教。意大利哲学家马西里欧·费奇诺认为,人们试图更加了解上帝的神秘与荣光,但同时意识到自身无法在地球上触及如此的高度,理想与现实的巨大落差使其陷入了抑郁。

17世纪是欧洲的理性时代,人们不再用宗教来解释抑郁症。英国学者罗伯特·波顿是对既往抑郁症研究成果的集大成者,1621年他在《忧郁的解剖》中认为,忧郁症是非常可怕的疾病,"如果人间有地狱的话,那么在忧郁症患者心中就可以找到"。

随着蒸汽机器的发展,对于抑郁症产生了很多科学解释:如认为抑郁症是纤维失去弹性所引起的,或是归因于大脑特定部位的血液供应量减少等。但在理性至上的时代,失去理性的抑郁症患者被看作是放纵自我的异类,遭到歧视和不公平的对待。当时治疗抑郁症的方法充满机械般的残忍,其中有一派就主张用身体痛苦来分散对内心痛苦的注意,常见的是让患者溺水,或是放到旋转的奇怪机器里让患者昏厥呕吐来"重置大脑系统"治疗精神问题。

18世纪,英国医师乔治·切恩提出,抑郁是由于工业化带来的越来越多的财富与舒适感所造成的。切恩为患者开出了清简的素食疗法来抵消这种颓废所带来的消极状态。哲学家埃德蒙·伯克进一步指出,"抑郁、沮丧、绝望、自杀,都是个体在身体放松的状态下对事物的悲观看法所带来的结果。对于这些不幸,最好的治疗方法就是运动或是劳动"。

浪漫主义运动时期,抑郁被视为具有洞察力的心理状态。抑郁也因此成为精神的高地,认为"抑郁可远离俗世尘嚣""以规范为准的美德有个特点,它似乎是要与心灵的抑郁结合才能达到最高和谐"。

5. 19至20世纪

一些维多利亚时代的人们认为现代生活的步伐加快而给神经系统带来沉重负担,造成了低落的情绪,许多人表示自己

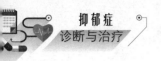

感到不安、昏昏欲睡和抑郁。美国的神经学家乔治·米勒·比尔德创造了"神经衰弱"一词，认为日益加快的工业化步伐和新技术的兴起，导致了抑郁症状的出现。19世纪中期，抑郁开始被视为情绪障碍，不仅仅是身心能够影响个人的情感或情绪，一个人的情绪同样能够影响身体和心灵。这个新观点从根本上改变了医生和心理学家对抑郁症的治疗思路，刺激了20世纪情绪科学研究的产生，对后续抑郁症的现代解析有显著影响。

19世纪中叶，对情感障碍的科学观察与研究开始兴起。1854年法国临床精神病学家居里士·弗尔莱特描述了抑郁和躁狂的临床表现，将之称为循环性抑郁障碍。另一位法国医生居里士·鲍兰德描述了木僵状态的抑郁。1882年卡尔巴姆首先提出躁狂和抑郁是同一种疾病的两个阶段，并创用"环形精神障碍"一词。1895年，两位德国医生证实了法国医生的观察，提出抑郁症和躁狂症是同一疾病的两个阶段，而不是两个独立的疾病。1896年，德国精神科医生克雷丕林提出了躁狂—抑郁性精神病的概念，用抑郁代替了忧郁。这一分类观点被广泛接受并沿用了半个世纪之久。另外一位德国精神科医生施耐德在1920年提出了内源性抑郁症和反应性抑郁症的概念。1951年，布莱勒将抑郁症的病例包含在了情感性精神病这一术语之中。1962年，抑郁症正式列入医疗手册，开始时仅依靠弗洛伊德的心理分析进行辅导治疗，后来电刺激一度被认为是有效的方法之一。近代贝克、埃里斯、伯恩斯等人也在自己的临床和实践中分别提出了"贝克认知疗法""Ellis理性情绪疗法"和"伯恩斯新情绪疗法"。1980年DSM-Ⅲ中正式应用抑郁症(major depressive disorder, MDD)一词,后来ICD-10也使用了同样的概念,从此抑郁症这个概念被广泛应用和接受。

中国传统医学如何认识抑郁症

我国传统医学对抑郁症有着特有的理论阐述和发展轨迹,为全面认识抑郁症提供了一个独特的视角。古人很早就发现了个体情感的异常变化,并进行了大量和持久的治疗实践。最初,古人使用"忧郁"这个词来描述人的心境,并认为其与人的躯体疾病有关。春秋战国时期已有对内心抑郁体验的认识,管仲就提出了"暴傲生怨,忧郁生疾,疾困乃死"。《素问·阴阳应象大论篇》记载"人有五脏配五气,以生喜、怒、思、悲、恐""肝志在怒,心志在喜,脾志在思,肺志在悲,肾志在恐"。郁证是对情志不舒、气机郁滞所致疾病的总称,其原因往往是思虑过度、肝气郁结,是临床上常见的情志病。汉代名医张仲景在《金匮要略》中提及"喜悲伤欲哭,像如神灵所作,数欠伸""意欲食复不能食,常默然,欲卧不能卧,欲行不能行"。这些症状与目前抑郁症的临床表现有一定相似之处。

郁证的名称出之于《黄帝内经》,郁者,结而不通之意。思虑过度,肝气郁结,则造成情志不舒、气机郁滞,而致郁证。明代医家虞抟在其所著《医学正传》中首引郁证作为病名。关于郁症的论述有很多,其中明代医家张景岳"五行之郁"与"情志之郁"的

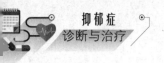

论述较为全面和深刻,"凡五气之郁则诸病皆有,此因病而郁也,至若情志之郁,则总由乎心,此因郁而病也。"他指出,五气之郁是由于各种病因致使脏腑功能失调,而导致的人体气血津液等瘀滞不通,为因病而郁;而情志之郁则是因为情志的忧郁,导致一些躯体症状的出现,为因郁而病。

张景岳的《类经》提出"五郁"之发可致民病,次天之郁。狭义的郁证主要指由情志不舒、气机不畅而引起的情绪抑郁、思绪不宁、悲伤善哭、胸胁胀痛、咽中如有异物梗阻等多种症状。其病因病机为内伤七情,即由于喜、怒、忧、思、悲、恐、惊等过度发生,造成气血运行不畅,脏腑功能失和。忧思过度可损伤心脾,以致心脾两虚,而产生心悸怔忡、失眠健忘、神情恍惚。肝气郁结则可气郁化火,出现急躁易怒、胁肋胀痛。肝郁伤脾则出现食欲不振、便秘等。日久伤肾则可见情绪低落、思维迟钝,失眠,或者有自杀念头。若日久气血瘀滞可出现瘀血表现,如胁肋刺痛、头痛、顽固性失眠等症状。

张景岳认为郁症诊疗应根据病理变化阶段不同而辨证论治,患病初疗程短,中气未伤,治宜开结顺气,用木香枳实丸治疗。久病中气已损伤,治宜增补中气,用香砂六君子汤治疗。

总之,中医认为抑郁症的发病机理主要是思虑过度导致肝失疏泄,脾失健运,心失所养,肾精亏虚,脏腑气血功能失调,元神失养,病位在脑,涉及心、肝、脾、肾多脏。中国传统医学对抑郁的病因及发病机制的探讨历史悠久,治疗方面也积累了大量的临床经验,具有显著的中国特色。

抑郁症的发病率究竟有多高 ⊃

　　抑郁症多数为急性或亚急性起病,好发于秋冬季。几乎每个年龄段都有罹患抑郁症的可能,平均起病年龄为 20～30 岁。世界卫生组织(WHO)2017 年 2 月发布了《抑郁症等常见精神障碍的全球卫生预测》,分析了全球抑郁症调查情况:2015 年全球范围内抑郁症患者总人数估计超过 3 亿人,相当于世界人口的 4.4%。全球 20% 的人口在一生当中至少要经历一次抑郁发作。2019 年《柳叶刀·精神病学》发布的最新流调数据显示,中国抑郁症的终生患病率为 6.9%。截至 2017 年,中国有超过 5 400 万人患有抑郁症。虽然抑郁症已有行之有效的治疗方法,但当前统计数据显示:约 90% 的患者没有寻求过专业的帮助,甚至不了解自己究竟出了什么状况。

　　WHO 2017 年发布的报告认为抑郁症的发病有以下特点。

　　(1) 女性情绪更敏感,生理上更脆弱,发病率为 5.1%,而男性发病率是 3.6%,且女性有家族史者发病率是男性的 2 倍。

　　(2) 年龄越大,越容易患抑郁症。60 岁以上的老年人 30%～65% 出现过抑郁症状,诊断为抑郁症的占 10%～30%。

　　(3) 低收入国家的人更容易患抑郁症,且分居和离婚者高发,高学历高发,城市高于农村。

抑郁症的疾病负担究竟有多重

根据世界卫生组织全球疾病负担研究,抑郁障碍占非感染性疾病所致失能的比重为 10%,预计到 2030 年将成为世界第一大疾病负担。欧洲资料显示,23%的健康生命年损失是因为脑部疾病,约占所有疾病负担的 1/3,其中抑郁障碍是最主要的失能因素。世界卫生组织将抑郁症列为世界首要致残原因,2015年世界残疾人总数中,抑郁症患者占 7.5%。

抑郁症是自杀性死亡的主要原因,65%～70%的抑郁症患者曾有过自杀想法,15%的患者最终付诸行动,比非抑郁人群自杀率高了 20 倍。全球每年超过 100 万人自杀,自杀者中约 50%可诊断为抑郁障碍。美国所报道的抑郁障碍患者自杀率约为85.3/10 万。上海的研究结果显示,国内抑郁障碍患者年自杀率约为 100/10 万。那些未及时诊断和治疗的抑郁障碍患者自杀危险性非常高,尤其是在共患其他疾病(如焦虑障碍)和遭遇不良生活事件时。

抑郁障碍会增加其他躯体疾病的病死率。心血管疾病患者中抑郁障碍较为常见,40%的冠心病患者及 45%的心肌梗死患者同时伴有轻度或中度抑郁症状,而 15%～20%的心血管疾病患者患有重度抑郁障碍(MDD,抑郁症)。抑郁障碍不但降低患者对心血管疾病治疗的依从性,而且可诱发心肌梗死,使心血管疾病的长期死亡率增加80%以上。抑郁障碍在癌症患者中的发生率超过 50％,可使患者的生存率降低 20％,而伴发抑郁障碍使脑卒中患者的死亡率增加了 3 倍。流行病学调查结果显示,抑郁障碍合并糖尿病、高血压等慢性疾病的人群日益增加,罹患率明显高于一般人群。由于长期罹患躯体疾病的负性应激,加上抑郁障碍与躯体疾病的交互作用,导致躯体疾病患者的自杀率上升、病死率增加。

抑郁症的病因和发病机制是什么

抑郁症的病因及发病机制尚不明确。从当前的研究来看,抑郁障碍的发生、发展涉及生物与心理社会等诸多因素,这些因素的交互作用最终导致疾病的发生。生物学因素包括遗传、神经发育、神经生化和神经内分泌及脑结构与功能等方面;心理社会学因素包括性格特征、应激事件、社会环境等。

1. 遗传学因素

抑郁症与其他精神疾病一样,遗传模式不符合孟德尔遗传规则,属于复杂多因素遗传性疾病,是基因易感性和环境因素共同作用的结果。应用全基因组关联分析、全外显子测序和全基因测序等分子遗传技术已发现抑郁症的许多染色体易感位点和易感基因,如 5-羟色胺转运体、色氨酸羟化酶-2、脑源性神经营养因子和儿茶酚-O-甲基转移酶等。由于抑郁症可能涉及多个基因异常,而且基因表达还受到异位显性和表观遗传机制的影响,故目前的研究尚无定论。

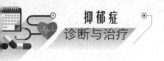

2. 神经发育异常

有研究认为,抑郁症存在神经发育异常,主要包括:一是神经发生减少,在实验动物体内表现为脑神经细胞增殖不足、海马体积缩小;二是神经细胞凋亡增加;三是神经细胞萎缩,表现为抑郁症患者尸检发现带状皮质前部神经元体积缩小 23%,齿状回、杏仁核、前额叶等胶质细胞缺失。

目前认为,抑郁症常伴有神经系统可塑性的破坏,恢复已经遭到破坏的神经系统可塑性可能是治疗抑郁症的根本方法。

3. 单胺类神经递质学说

大脑中有三个主要的神经递质系统:去甲肾上腺素(norepinephrine, NE)能、多巴胺(dopamine, DA)能和 5-羟色胺(5-hydroxytryptamine, 5-HT)能神经递质系统。三大系统在抑郁症的发病中都扮演着重要角色。单胺类神经递质学说认为,抑郁症的发生与患者脑内单胺类神经递质尤其是 5-HT、DA 和 NE 的减少、相应受体的敏感性改变,以及递质系统间失衡等因素密切相关。5-HT、DA 和 NE 系统并不是独立运作的,它们通过多种配体与受体之间的作用相互影响。

4. 脑源性神经营养因子学说

该学说认为脑源性神经营养因子(brain-derived neurotrophic factor, BDNF)基因可能是抑郁症的易感基因之一。神经营养因子特别是 BDNF 在抑郁症的发生过程中起着重要的作用,抑郁症患者血清中 BDNF 的水平明显下降,使用抗抑郁药治疗后 BDNF 水平升高。敲除 BDNF 基因的小鼠对抗抑郁药失去了反应,中脑或海马注入 BDNF,则表现出明显的抗抑郁效果。

5. HPA 轴功能失调学说

抑郁症患者血浆皮质醇(cortisol, COR)浓度过高,且分泌昼夜节律也有改变,约 50% 的抑郁症患者呈现地塞米松抑制试验阳性。HPA 轴功能失调学说认为,COR 浓度的持续升高导致糖皮质激素受体的数量减少和功能降低,造成糖皮质激素对 HPA 轴负反馈抑制作用减弱,使其功能更为亢进,形成恶性循环,最终导致了抑郁症的发生、发展。

6. 炎症反应学说

炎症反应学说认为血清中促炎症细胞因子(如白介素 1 和 6,γ 干扰素,肿瘤坏死因子-α)的增加和抗炎症性细胞因子(如白介素 4、10 和 13)的减少与抑郁症的主要症状有关。抑郁症患者血清中炎性因子的改变以疾病发作期最为明显。抗感染治疗可改善抑郁症患者和动物模型某些炎性指标,增强抗抑郁药的疗效,但这种效果与改变仅在部分患者中出现,提示炎性改变亦可能仅为抑郁症某些亚型的特征。

7. 心理社会因素

在心理社会因素中,应激性生活事件是抑郁症的主要危险因素。精神创伤,尤其早年发生的创伤会显著增加成年期抑郁症的发病、自杀、复发及治疗阻抗的风险。长期存在的负性生活事件导致心理压力持续累积,破坏心理平衡,也容易诱发抑郁症。

关于抑郁症病因和发病机制的研究报道很多,各种假说错综复杂,很难用某种单一的理论来完美地解释其发病机制。目前普遍认为抑郁症是一种异质性疾病,生物学因素是发病基础,

而心理社会因素是发病诱因。

抑郁症的全面康复包括哪些方面

抑郁症全面康复的主要包括患者个人生活能力、社交技能、自我管理及社会角色能力的恢复。抑郁症患者的康复之路并非始于出院以后,而应在住院期间就应开展系统的康复训练。

1. 个人生活能力

很多患者发病时存在动力不足、兴趣下降、乐趣减少等症状,甚至基本生活都难以自理。因此,在住院初期应严格评估患者的心理状态,采取心理支持为主的方式,鼓励患者自主完成起床、洗漱、穿衣、进餐、服药等日常活动,并支持其表达对疾病的认识。随着治疗推进和症状缓解,鼓励患者独立整理房间、参加娱乐及帮助其他患者等康复活动,并给予适当的奖励以强化自主性。

2. 社交技能训练

在住院期间,运用示范、场景模拟、角色扮演和家庭作业练习等一系列方法,帮助抑郁症患者恢复及提高社交技能,促进心理社会功能的康复。一是组织患者在住院期间积极参加社交活动,调动患者主观能动性,鼓励其与病友进行有效社交。二是鼓励患者参加工作娱乐活动。三是开展场景模拟练习,虚拟日常生活中抑郁症患者可能遇到的场景,如练习如何与陌生人相处、寻求帮助,如何与家人相处,如何求职、求学等。

3. 疾病自我管理

抑郁症患者应具备抑郁症基本症状的识别能力,分辨出疾病复发的可能先兆症状,能主动与主治医生或专业的医护人员保持联系,共同制订康复计划;正视可能存在的残留症状,学习带着症状生活,维持病情稳定;发现可能导致疾病复发的诱因,并妥善处理应对;正确应用药物,遵医嘱按时按量服药,熟悉所用药物的疗效,掌握识别和处置药物不良反应的技能,主动就药物的调整问题与专业人员沟通解决。

4. 社会角色适应

社交技能、职业技能、重返社区技能及角色转换技能等方面的训练,能有效地协助患者重返社会,拥有社会角色权利并承担角色责任,融入学习、生活、工作等各种社会活动中,更充分快速适应社会生活。鼓励患者参加各种场景下的社交活动,充分发挥其主观能动性,奖励活动完成良好者;督促患者参加工作娱乐活动,提供与周围人接触和交往的机会,恢复和提高适应环境的能力。社会角色适应训练无论是在学习、生活还是工作中都能有效改善症状,提高自信心,对社会角色的适应有良好的促进作用,有助于提高患者社会功能。

抑郁症全面康复的影响因素有哪些

经过系统抗抑郁治疗,大部分患者预后较好,抑郁症状基本或完全消失,社会功能逐渐恢复,但仍有 20%～35% 的患者存在

残留症状,以致影响社会功能、降低生活质量。影响抑郁症全面康复的因素主要包括以下几个方面。

1. 疾病复发特质

抑郁症本身具有反复发作的特点,每多发作一次复发风险相应增加。首次抑郁发作缓解后复发概率为 50%,第二次为 75%,发作 3 次以上且未接受维持治疗的患者,复发风险接近 100%。发病年龄小、有家族史、发作次数多、病程长、治疗效果不理想、持续存在残留症状、共病人格障碍、共病躯体疾病等都是复发的危险因素。

2. 社会心理因素

丧偶、婚姻失败、失业、人际交往困难等社会心理因素均可影响抑郁症患者的全面康复。抑郁症会对患者的学习、生活、工作等方面产生消极影响,导致社会、家庭、人际关系等一系列的负面改变。如果社会心理支持系统不足,这些改变反过来又会成为新的社会心理应激源,增加复发风险,不利于疾病的康复。社会的歧视与外界的冷嘲热讽,也会让抑郁症患者的病情雪上加霜。

3. 认知功能损害

抑郁症患者常存在广泛的认知功能损害,其中老年人比例最高。抑郁症认知功能损害与年龄增长本身引起认知减退的表现类似,为脑功能的全面损害,尤其以执行功能障碍和记忆障碍最为突出。患者对情绪信息处理的能力受损,倾向于选择性关注和记忆与自己情绪状态一致的负性信息,存在功能失调性思维与负性归因方式的个体更容易出现此类信息处理方式,对疾病的预后产生不利影响。

4. 治疗依从性差

治疗依从性是指患者服药、饮食、生活方式等相关行为与医学建议或健康教育一致的程度。抑郁症患者的治疗依从性差，有患者、家庭及治疗等多个方面原因。患者对疾病知识了解不足，对疾病恢复程度持消极态度，难以坚持长期治疗而自行停药；否认、拖延或掩饰病情，稍有好转便停止治疗。患者家庭成员对疾病缺乏足够认识，对患者抱有偏见和不理解，未能及时带患者就诊及督促患者坚持遵循医嘱治疗。在治疗方面，药物的不良反应、复杂而不方便的维持治疗方案、过重的治疗经济负担、长期存在的残余症状都可能导致患者终止治疗。

抑郁症的社区康复需要做哪些工作

由于条件及环境的限制，医院内各种社会功能恢复会受到一定的限制，因此医院内康复与社区康复需要紧密结合，才能达到全面康复的预期效果。国家民政部联合多部委于2017年下发《关于加快精神障碍社区康复服务发展的意见》指出，社区康复是精神障碍患者恢复生活自理能力和社会适应能力，最终摆脱疾病、回归社会的重要途径，应积极推动形成"以家庭为基础、机构为支撑，社会化、综合性、开放式"的社区精神康复格局。社区康复的目标是使患者自理生活，回归家庭，最大程度提高其社会功能。

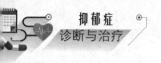
1. 家庭干预

家庭干预能促进患者心理健康、情绪稳定性、生活和劳动能力、服药依从性等诸多方面的改善,有效降低自残率、自杀率以及复发率。各成员间的关系是家庭干预的重点,家庭关系的好坏及家庭支持程度直接影响着康复结局。家庭干预的主要内容包括:关心与支持患者及患者的主要陪护者;提高家庭成员对抑郁症的认识,开展疾病相关知识的学习教育;掌握抑郁症的发生、发展及演变过程,具备监护常识和一些具体应对措施,如遵循医嘱治疗、陪伴患者复诊复查、密切观察病情变化及有效识别复发的早期症状等;建立对未来生活和工作的信心;增强家庭成员处理内部问题和沟通交流的技巧,减少家庭成员对患者的指责性评价、过分介入或替代患者做决策及过度保护。

2. 职业康复

不间断地给患者提供接受职业学习、训练等支持性教育的机会,帮助处于从业年龄且病情稳定的患者成功就业或适应职业工作状态,使其职业功能水平尽可能恢复到病前状态。与国外相比,国内在职业康复的研究及实施方面仍存在一定的差距。目前相对成熟的职业康复措施包括:一是建立庇护性工作场所。依靠政府、医院或非政府组织为患者提供有较好工作环境的工作场所,对尚未成功就业的患者提供短期、任务简单、竞争压力较小的工作机会。二是组建职业俱乐部。俱乐部为患者开展常规技能培训和工作能力训练,待其掌握足够的技能,具备一定的能力后,协助其加入就业计划,比如过渡性职业。三是安排过渡性职业。此措施主要适用于一时难以获得社会竞争性职业的患者。可由地区福利部门和社区服务部门协调组织,在社会性招聘机构中寻找短期工作机会。四是支持性就业。协助患者尽可能找到并从事他们喜欢和擅长的工作,在工作单位得到所需的专业技能培训。

3. 社区康复体系

在综合性康复方案中,应建立完备的精神健康社区康复体系,根据患者和家属的需求制订治疗、护理、康复计划,帮助每一个精神障碍患者得到个性化的管理和支持方案,并在实际运作过程中不断调整完善。社区康复体系的主要措施包括个案管理与主动式社区服务。个案管理的目的是协调各社区服务力量,避免互相脱节,提高社区服务质量,以满足患者的多种需求。社区中的每一位精神障碍患者都由一位个案管理者负责,个案管理者帮助患者得到各种心理卫生服务并协助解决其他问题。主动式社区服务是 20 世纪 90 年代由欧美国家提出并实施,它以相关专业人员为基础,针对每位患者的技能缺陷、资源能力及社区生活需要,采用一种因人而异的社区干预模式。干预由精神科医师、护士、社会工作者、心理师组成的专业团队负责实施,多在患者家中、邻舍及工作场所进行。

抑郁症的临床表现

抑郁症与一般的不高兴有着本质区别,临床表现较为复杂,包括核心症状群、心理症状群、躯体症状群及其他非特异性症状等多组临床症状,涉及情感、认知、行为与生理等多个症状维度。本章将逐一介绍抑郁症的各种临床表现。

抑郁症的发病征兆有哪些

对于抑郁症患者来说,如果存在典型的临床症状,容易被发现和重视。但在起病初期或先兆期,如果症状表现不典型或者核心症状被其他的心理和躯体症状所掩盖,则容易被忽视而得不到及时干预,导致病情的持续发展。

1. 难以体验到愉快感

总是感到苦闷,常愁眉不展,很长一段时间无缘无故觉得情绪低落,遇到高兴的事情也开心不起来,觉得生活没有价值和意义。经常为了一些小事而烦恼,情绪不够稳定,容易烦躁、发脾气。

2. 容易疲劳

感到精力变差,经常觉得疲劳,常无故出现难以缓解的疲乏感,整日无精打采,做事力不从心。这种疲劳感难以通过睡眠或休息得到缓解,常常刚起床就感到疲乏无力。

3. 兴趣减少

兴趣减少,对以往的爱好甚至嗜好,以及日常活动失去兴趣,觉得空虚,整天无所事事,例如平时喜欢看电影、逛街,但最近一段时间即使朋友邀请也不愿意参加。

4. 自信心下降

自我评价低,自信心下降,总感到自卑,觉得自己的能力不如以前或别人;认为自己难以胜任当前的工作,看到工作任务就感到害怕、退缩;不愿意与别人接触,担心被别人看不起,对他人的评价过于敏感,承受能力差,不能忍受他人的批评;常对过去发生的事情自责悔恨,甚至归罪于自己。

5. 认知功能变差

记忆力下降,总是丢三落四;思维变得迟钝,处理事情的能力下降,遇事难以决断;注意力也有所下降,容易被分散,难以静下心来干一件事情。

6. 意志活动减退

失去斗志,得过且过,不思进取,对未来悲观,感到前途渺茫。言语、活动比以往减少,生活变得懒散,对个人形象不在意,不修边幅,懒得理发、刮胡子,洗澡的频率明显下降。社交活动明显减少,不愿与亲友来往,甚至闭门不出。

7. 多发躯体不适

患者躯体不适常涉及多个系统,如头昏、头痛、腰背酸痛或者四肢不固定疼痛等神经系统症状,胸闷、心慌、心悸等心血管系统症状,恶心、厌食、腹胀、腹泻等消化系统症状,尿频、尿不适等泌尿系统症状。虽然患者感觉症状清晰,但各项检查都没有

明显的异常发现。

8. 生物节奏紊乱

生物节奏紊乱主要表现在觉醒-睡眠规律的改变,白天精神不振,昏昏欲睡;晚上入睡困难,辗转反侧难以入眠,或睡眠浅,容易被轻微的声音惊醒;或早醒,醒来的时间点比以往习惯提前很多,醒来后难以再入睡。患者对睡眠质量与精神状态不满意,并因此苦恼烦躁。

9. 其他生理症状

无明显原因的食欲不佳,食量减少,体重下降。对性生活失去兴趣或无原因的性功能下降。

如果以上情况存在 3 条及以上,并已经持续数周,则提示有一定的概率发展为抑郁症,需要提高警惕。

抑郁症易出现的感觉症状有哪些

感觉是一种最简单的心理现象,是客观事物的个别属性(如光、声、色、形等)通过感觉器官在人脑中的直接反映。感觉异常往往表现为感觉强度或性质发生了改变。

1. 感觉过敏

对外界刺激感受性增高,对微弱或一般强度的刺激即产生较为强烈的反应,如感到灯光格外刺眼,风吹的声音震耳欲聋,开关门的声音就像鞭炮声,普通的气味刺鼻难耐,身体接触衣服或床单也感到难以忍受。这类症状常见于抑郁症、焦虑症,以及身体虚弱状态等。

2.感觉减退

对刺激不能感知或感受性低下,可累及全部或某一感觉,如对强烈的疼痛、巨大的声响等刺激只有轻微的感觉,严重时对外界刺激不产生任何感觉。感觉减退较多见于抑郁症、嗜睡状态、意识障碍和催眠状态。

3.内感性不适

躯体内部产生各种不适或难以忍受的异样感觉,如感到胀满、钝痛、酸麻、波动等特殊感觉。患者不能明确指出不适的部位,此与内脏性幻觉不同。这些不适感常引起患者的不安,可以进一步发展为内脏幻觉,疑病观念和疑病妄想。多见抑郁症、精神分裂症和脑外伤后精神障碍。

4.其他感觉障碍

感觉分离是指在皮肤的一个或多个区域某种感觉异常而其他感觉正常,如疼痛消失、减弱、过敏,而温度觉、触觉正常。感觉倒错是对刺激性质的错误判断,如将冷觉感受为热觉,痛觉感受为触觉,白色感受为红色等。对位感觉指的是刺激一侧肢体,对侧相应部位也能感受到刺激。疼痛共感,即给予疼痛刺激时,身体的非刺激部位也出现疼痛,如刺激手指时前臂感到疼痛。以上表现部分抑郁症患者也可以出现。

抑郁症易出现的知觉症状有哪些

知觉是人脑借助于过去的经验,对客观事物的各种属性进行

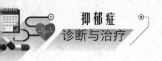

综合分析后所形成的一种完整的印象。知觉症状主要表现为错觉和幻觉,错觉是客体对客观事物的一种错误知觉;幻觉是一种缺乏外界相应的客观刺激作用于感觉器官时客体所出现的知觉体验。

1. 情绪性错觉

情绪性错觉是指在高度紧张、焦虑、恐惧或期待的情绪状态下出现的错觉,如紧张时的杯弓蛇影、草木皆兵,恐惧时将昏暗房间的衣架看成恐怖的人影等。

2. 心因性错觉

心因性错觉是指在主观想象与暗示作用下,将客观事物感知为完全不同的形象。把天空的白云看成飘逸的仙女,把墙壁上的污渍看成一幅山水画,这称之为幻想性视错觉。在催眠暗示下,觉得同体积的棉花比铁重,这称之为暗示性错觉。

3. 评论性幻听

幻听是最常见的幻觉形式,指没有声音刺激时出现对声音的知觉体验。评论性幻听是患者凭空听到别人在议论他、评价他。抑郁症患者幻听的内容以斥责、讽刺、辱骂多见。患者对幻听有相应的情绪和行为反应,如苦恼,愤怒、不安和逃避等。

[病例]

某患者,女性,43岁,重度抑郁症,经常听到屋外有人议论她,说她不爱工作,破坏团结,虽找不着议论她的人,但她坚持认为说话的是单位的领导,因为领导不愿与她见面,才以这种方式来批评或告诫她。为此,患者感到痛苦不堪,更加绝望悲观。

4. 内脏性幻觉

内脏性幻觉是固定于某个内脏或躯体内部的异常感觉,如感到某一器官发生了扭转、断裂、穿孔,或有虫子在体内蠕动或爬动。这类幻觉常与疑病妄想、虚无妄想结合在一起。患者对这些体验能准确定位并表达其性质,这些特点区别于内感性不适。

[病例]

某患者,男性,51岁,抑郁症,近2个月能感到自己的肺随着呼吸不停地左右摆动。患者常用手顶住肋部,感受肺的波动,认为这是一种严重疾病的特殊表现。虽然多家医院多项检查结果均提示没有异常,但患者坚持认为自己的肺确实存在异常活动。

抑郁症易出现的注意与记忆障碍有哪些

1. 注意缓慢

主要表现为主动注意缓慢和集中困难,但注意的稳定性尚好,常伴随思维迟缓出现。抑郁症最多见。

2. 注意减弱

个体对外界刺激的注意力减弱,主动和被动注意的兴奋性都下降,注意广度缩小,稳定性差。多见于疲劳状态、抑郁症、脑器质性精神障碍、意识障碍。

3. 注意涣散

主动注意明显减弱,注意力不集中,或虽能集中但不持久。如患者看书时,难以集中主动注意,外界稍有刺激就容易分散,即使努力把注意集中在书上,也不能持久,说不出书中的内容。见于抑郁症、焦虑状态、多动症和精神分裂症。

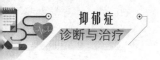

4. 记忆减退

记忆减退是指整个记忆过程的普遍减退。早期可仅表现为对日期、年代、名词、术语或概念的回忆困难,如记不得刚交往人的名字和单位、新的电话号码。后期可发展为近记忆或(和)远记忆的全面受损。见于抑郁症、脑器质性疾病,也可见于正常老年人。

抑郁症常见的思维症状有哪些

思维是人脑对客观事物间接和概括的反映,是人类精神活动的重要特征。抑郁症常见的思维症状体现在思维形式和思维内容两个方面。思维形式方面表现为思维迟缓,思维内容方面表现为自罪妄想、疑病妄想、贫穷妄想等。妄想是在病理基础上产生的歪曲信念,其产生的信念无事实依据,但患者坚信不疑,不能为事实所说服,也不能通过外界和自身经历校正。

1. 思维迟缓

思维受到抑制,联想困难、速度减慢,其特点是思维活动慢,思考问题吃力,反应迟钝。患者表现为言语少、声音低、回答问题困难;虽然做了很大努力,但一个话题半天也谈不完,一行字几个小时也写不出来;有强烈的"脑子不灵了、生锈了"的感觉,为此苦恼和焦躁。常见于抑郁症。

2. 罪恶妄想

患者贬低自己的价值,毫无根据地坚信自己犯了严重错误,轻则认为自己做错了事、说错了话,伤害了别人,应该受到惩罚,对一些既往的小事耿耿于怀,自责不已;重者自认为罪恶深重,死有余辜,必须严惩,等待公安机关来逮捕,或认为不能活着,应以死谢罪,出现拒食、自伤、自杀等行为。

[病例]

某患者,男性,56岁,抑郁症,近期情绪严重低落,拒食、拒饮,称自己是有罪之人,在工作中犯了严重的错误,给领导提了不合理的建议,导致单位蒙受巨大损失;还因为批评下属,给下属造成了心理伤害。患者自认为罪孽深重,死有余辜,不应该活在世上。

3. 疑病妄想

患者坚信自己患有某种严重的疾病或不治之症,反复的医学验证都不能纠正其非现实的信念。例如,有的患者认为自己得了癌症,且已经到了晚期;有的患者认为自己心脏的血管不通了,活在世界上的时间已经不多了。这类妄想可继发于幻触或内感性不适,严重者认为"自己的内脏腐烂了""心脏不跳了""我本人已经不存在了"等,称为虚无妄想。

[病例]

某患者,女性,38岁,抑郁症,一年前突然出现眩晕、恶心等情况,后自行缓解。患者自此认为自己得了冠心病,虽在各大医院检查均证实心脏健康,但仍坚信心脏血管不通,只是没有检查出来或医生有意隐瞒病情。因此,患者不停奔波于各大医院之间,为此痛苦不已,抑郁情绪日益加重。

4. 贫穷妄想

患者毫无根据地坚信自己穷困潦倒,财产均已丢失,家庭已经破产,现在一无所有,甚至负债累累,觉得活在世上无依无靠,没有希望。

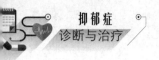

抑郁症常见的情感症状有哪些

情感症状是抑郁症最为凸显的临床表现,如情绪低落、焦虑、情绪不稳定等。

1. 情绪低落

情绪低落是负性情绪的增强,患者自我感觉不良,情绪低沉、忧伤,愁眉不展,唉声叹气,言语减少,动作迟钝,缺乏活力,不与人交往,对自我能力估计太低,对困难估计过高。患者整日忧心忡忡、悲观失望,重者可出现"生无可恋""度日如年""生不如死"等念头,可伴有自责自罪,甚至出现自杀意念或自杀行为。情绪低落是情感障碍的一种具有特征性的临床表现,最常见于抑郁症等各类抑郁障碍。

2. 焦虑

焦虑是在缺乏明确客观因素或充分根据的情况下,预感到似乎即将产生威胁自身安全和其他不良后果的心境。患者表现为担心、紧张、恐惧,顾虑重重,有时认为病情严重无法医治,有时认为问题复杂无法解决,坐卧不安,惶惶不可终日。焦虑常会伴有自主神经功能紊乱的表现,如心悸、出汗、胸闷、四肢发冷及震颤等。当焦虑程度严重时,则可出现惊恐发作。多见于焦虑症、抑郁症。

3. 情绪不稳定

情绪不稳定表现为情绪稳定性差,喜、怒、哀、乐极易变化,常从一个极端到另一个极端,一时兴奋一时悲伤,且不一定有明确的外界诱因。如果患者极容易伤感,外界轻微刺激下甚至不存在明显外界因素的影响下,情绪即出现迅速、强烈的反应,动辄哭泣,这种情绪不稳称为情感脆弱,严重时又称作情绪失禁。情绪不稳定是器质性精神障碍的常见症状,多见于脑动脉硬化性精神障碍、癫痫性精神病、酒精中毒,也可见于抑郁症、分离性障碍、神经衰弱状态等。

抑郁症常见的意志行为症状有哪些

意志从人的行为中得到表现,受思维、情感的支持和社会文化的制约,也受到个体人格特征的影响。在意志过程中,受意志支配和控制的行为称作意志行为。意志行为症状是各种心理过程障碍的结果,可由各种原因产生。

1. 意志减退

意志减退是指患者的意志活动减少。常有两种情况:一种是抑郁状态,此类患者并不缺乏一定的意志要求,但受情感低落的影响,总感到自己做不了事,或是由于愉快感缺失,对周围的一切兴趣索然,觉得干什么都没意思,以至意志消沉,致使学习、工作或家务劳动受到明显的影响。抑郁状态患者对自身的这些变化,一般说来是能够意识到的,自知力是存在的。另一种情况出现在精神分裂症的精神衰退期,患者意志要求显著减退,处于被动状态,生活需要别人督促,对自身变化缺乏认识分析能力,自知力不存在。值得指出的是,这两类患者的内心情感体验不

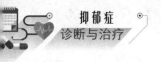

同,疾病诊断有别,治疗方案各异,应注意加以分辨。

[病例]

黄女士,48岁,平素性格开朗,最近3个月自觉心情不好,容易激动,记忆力明显下降。近日因股市投资失败症状加重,出现担心害怕、不敢独处、悲观绝望的情绪,脑子反应迟钝,对周围的一切兴趣索然,觉得干什么都没有意思,不愿与人交往,无法正常工作,日常生活多依赖丈夫照顾。

2. 抑郁性木僵

重度抑郁症患者可出现严重的行为抑制,甚至达到木僵状态。木僵是指患者行为动作和言语活动的部分或完全抑制,经常长时间保持一种固定姿势。抑郁性木僵患者多为亚木僵状态,表现为卧床不动,对一般言语刺激无反应,有时在反复询问下可以获得极其微弱而简短的回答,或以点头与摇头应答,谈及能触动其内心的事件时可有相应的情感反应,肌肉张力多正常。

3. 自杀

自杀是指自愿而有计划地伤害或毁灭自己的行为,多由严重的绝望情绪、幻觉、妄想等病态心理引起。抑郁症患者觉得生活没有意义,对未来感到绝望,从而渴望结束自己的生命。部分抑郁症患者有自罪妄想,觉得自己罪大恶极不应该活在世上,更容易出现自杀行为。

4. 本能行为异常

人类的本能归纳为保存生命的本能和保存种族延续的本能两大类,包括安全、饮食、睡眠、性需要等方面。饮食方面,抑郁症患者最常见的是食欲减退,缺少饥饿感,吃饭不香,食量减少,严重者可导致体重明显的下降。睡眠方面,多表现为失眠,如入睡困难、多梦、易醒、早醒等,特征性表现是早醒,醒后难以入睡。成人抑郁症患者还常见持续的性兴趣降低,性活动减少甚至丧失,导致伴侣难以获得满意的性生活。

抑郁症认知症状具体表现是什么

　　认知是人们认识客观世界的信息加工活动,是人类最基本的心理过程,涉及感觉、知觉、记忆、思维、想象和语言等多个方面。认知障碍是抑郁症的重要症状及转归指标,可存在于抑郁症发病前、发病期和治疗后。抑郁症的认知症状表现在两个方面:一是认知功能的损害,二是认知图式的歪曲。

　　认知功能损害主要表现在注意力、记忆力、执行能力与精神运动的流畅性四个方面。抑郁发作时,患者注意力减弱或难以集中、不能持久,或注意力固定于病态观念上难于转移;记忆力明显减退,各个记忆过程均受损,短时记忆和瞬间记忆能力下降,联想、回忆和再认过程都受到限制;执行能力受损最重,表现为处理新事物、计划行动策略、抑制错误、监督行动实施、利用反馈修正等多种能力的下降;精神运动的流畅性受损主要体现在联想速度变慢,概念理解力下降,以及对既往与当前信息加工整合能力减弱。

　　抑郁症患者认知图式的特点是负性的、歪曲的,表现为对自

已、对所处世界及对未来都存在负性的认知。患者认为自己是无价值的和不完善的,没有人爱的和有缺点的;将所处的环境看成是灾难性的,有着许多无法克服的障碍,对未来无望、无信心。基于这一认知过程的特点,患者常会歪曲对事件的解释,如非黑即白、灾难化、情绪推理(因为感觉强烈,就认为事件合乎现实,无视相反证据)、贴标签(给自己或他人贴上固定的标签,不顾实际情况就下结论,如我是失败者)、选择性消极注视(选择性注意负面信息,不看整体,仅将注意力集中于消极的细节上)及以偏概全(以一件事概括所有事,以一件事的结果评价一个人的全部)等。

抑郁症有哪些其他非特异性的表现

除了以上描述的常见症状,抑郁症患者还可能出现一些非特异性的症状,如人格解体、现实解体和强迫症状。

1. 人格解体

人格解体表现为患者对自我关注度的增强,感到自我的全部或者部分似乎是遥远或是虚假不真实的;感到自身有特殊的改变,甚至已经不存在了;感到自己丧失了与他人的情感共鸣,不能产生正常的情绪或感受。

[病例]

某患者,女性,32岁,抑郁症,两周前出现情绪低落、心烦、失眠。近2天病情加重,感到逐渐失去了自我,有时感觉不到自己的存在,感到身处虚无缥缈中;丧失了所有情感体验,如同行尸走肉,无饥、渴、冷、暖的感觉,也体验不到亲情的存在和喜怒哀乐的感受。

2. 现实解体

现实解体时,患者会觉得周围环境变得不真实,产生一种陌生感,观察周围的事物就像是在看一场电影。患者本人就像是在梦中一样,会描述为"分不清自己是清醒还是在做梦"。

[病例]

某患者,男性,27 岁,抑郁症,近一周突然感觉周围世界变得不真实,失去了立体感,朦朦胧胧的像隔着一层纱;对于周围的世界,更像是在看电影,自己既像是剧中人又像是局外人。患者自知这种现象不正常,但无法解释,感到困惑。

3. 强迫症状

强迫症状主要包括强迫思维与强迫行为。强迫思维表现为某一概念在患者脑内反复出现,明知是不必要的或荒谬的,力图加以摆脱,却摆脱不了,主观上有被迫感和痛苦体验。强迫思维可为某一种想法、某几句话、某些事件的回忆,计数、追究某些毫无意义的荒谬问题等。患者拿起杯子喝水,就在想,这个东西为什么叫茶杯,为什么不叫别的名字,有什么根据?于是想出许多理由证明叫茶杯是正确的。这个问题就算解决了,但别的问题又来了,茶杯从什么时候就有,从什么时候开始叫茶杯的,到底是谁起的这个名字?

强迫思维可伴有继发强迫行为,如强迫检查、洗涤等。患者离家后怀疑门没锁好,又多次返回检查,以至于不能按时上班或上学。患者明知没必要,但无法摆脱,对此非常苦恼。

抑郁症的核心症状群包括哪些症状

核心症状群是抑郁症的主要临床表现,主要包括情绪低落、兴趣丧失和愉快感缺乏三大症状。

1. 情绪低落

情绪低落是抑郁症最突出的核心症状,主要表现为显著而持久的情绪低落和悲观意念。轻者表现为闷闷不乐,做事没有动力,会诉说"心里觉得很压抑""没什么值得高兴的事""身上没什么劲""看不到什么希望"等;中重度者则悲观绝望,觉得度日如年,有痛不欲生的感觉,即便遇到高兴的事也很难露出笑容,常诉说"觉得活着好累""生活没有乐趣和希望""想要早日解脱"等。某些患者的抑郁情感还会出现晨重夜轻的特点,早上情绪低落的症状较严重,到了傍晚则有所减轻,这种典型变化规律往往有助于做出诊断。发病时,情感低落几乎每天都会出现,不随环境变化而变化。

2. 兴趣丧失

患者对各种以前喜爱的活动都提不起兴趣,如旅游、健身、游戏及其他业余爱好等。例如,某一青少年患者既往特别喜欢打电子竞技游戏,现在对打游戏却一点也提不起兴趣。严重者可表现出对任何事物,无论好坏都缺乏兴趣,生活变得被动疏懒,回避各种与人接触、交往的活动,常封闭自己不出家门。需要注意的是有的人生活圈子很小,本身也没什么爱好,对于一些普通活动不感兴趣,这个并不能认为是缺乏兴趣。如果一个人原本有很多的兴趣爱好,突然之间对所有的活动都不再感兴趣,则需要引起重视。

[病例]

王大妈前几天刚过完自己65岁的生日,有一儿一女的她在外人眼里是一个挺幸福的老太太,子女都很孝顺她,生活也很富足。年轻时在文工团跳舞的她,退休后是广场舞的主角。可是最近王大妈情绪变得很差,原本脸上常常挂着的笑容不在了,经常唉声叹气,什么都不愿意干,最喜欢的广场舞也不想参加,常闭门不出。可以看出,王大妈随着抑郁情绪出现,兴趣逐渐丧失,活动也随之减少。

3. 愉快感缺乏

患者失去体验快乐的能力,不能从日常活动中收获到乐趣,即便是做以前最喜欢的事情或和亲近的人相处也不能体会到快乐。患者常诉说"心里感觉很麻木""不知道什么是快乐"或者"笑不出来"等。有的患者偶有愉快感但持续时间很短,也许有些事能够让他们感到开心,但这种快乐像昙花或烟花一样一闪而过,很快又陷入无趣至极的沉闷状态。

需要注意的是,以上三种核心症状是相互联系、互为因果的,可以在一个患者身上同时出现,也可以只表现出一两种症状。有的患者不觉得自己情绪不好,只是对周围的事物不感兴趣。还有一些抑郁症患者可以参加一些活动,如看书、看电影、打游戏、跑步、购物等,从表面看来仍然有参加活动的兴趣,但稍加注意就会发现,以上都是个体独自参与的活动,往往不会涉及与他人沟通的场景。再进一步询问就可以发现,患者常常不能

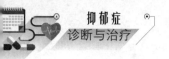
从这些活动中获得乐趣或愉快感,参加活动的目的主要是为了
消磨时间,或者希望借此摆脱悲观失望的情绪。

抑郁症的心理症状群包括哪些症状

　　抑郁症的心理症状群主要包括焦虑、思维迟缓、认知损害、
自责自罪、自杀行为、精神病症状、精神运动性迟滞或激越及自
知力等症状。
　　1. 焦虑
　　焦虑和抑郁常常相伴发生,有 60% 以上的抑郁症患者存在
焦虑症状,两者之间联系紧密,临床上有时很难区分焦虑和抑郁
发生的先后顺序。
　　2. 思维迟缓
　　思维迟缓是抑郁症常见症状之一,以联想减慢为主要特征。
由于思维迟缓,患者决断能力下降,变得优柔寡断,以至于一些
生活小事也难以做出决定。
　　3. 认知损害
　　抑郁情绪常会影响患者的认知功能,许多患者会感到记忆
力、理解力、学习能力、执行能力等方面认知能力的下降。当抑
郁症状缓解后,一过性认知损害可以恢复到病前正常水平,但也
有一部分患者认知损害将持续存在。
　　4. 自责自罪
　　患者对自己既往的一些轻微过失或错误痛加自责,将自己

的不足过度放大,认为自己的一些行为让别人感到失望或者带来严重不良后果。部分患者会产生深深的内疚感或罪恶感,觉得自己罪孽深重,给家庭和社会带来了巨大的负担。严重者可发展为罪恶妄想。

5. 自杀观念与行为

约50%的抑郁症患者会出现顽固的、反复的自杀观念。轻者常常会想到和死亡有关的内容,或者感到活着很累,没有意思;中重度者会有生不如死的感觉,希望毫无痛苦地死去,常言:"要不是为了父母妻儿,早已了却此生了。"患者往往会主动寻求自杀方法,反复自杀,自杀行为往往计划周密、难以防范。有数据显示,有10%~15%的抑郁症患者最终死于自杀。

6. 精神病性症状

精神病性症状主要指的是幻觉、妄想、显著的兴奋躁动和紧张症等精神病理症状。严重的抑郁症患者可以出现与抑郁心境协调的幻觉、妄想等精神病性症状,也有极重度者出现不协调的精神病性症状。与心境协调的精神病症状多涉及无能力、患病、死亡或贫穷等,如罪恶妄想、疑病妄想、贫穷妄想及嘲弄性或谴责性的幻听等。与心境不协调的精神病性症状则无情感背景,内容显得荒谬、难以被理解。

7. 精神运动性迟滞或激越

抑郁症患者受情绪影响,在精神行为方面可呈现两极分化的特征。

(1) 精神运动性迟滞:表现为思维上的发动迟缓和联想缓慢;行动上的活动减少、生活懒散、不注意个人卫生及工作效率

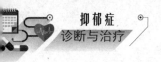

下降。严重者会发展成为不语、不食、不动的木僵状态。

（2）精神运动性激越：表现与精神运动性迟滞相反，思维内容缺乏条理性，大脑持续处于一种莫名的紧张状态，会不由自主地反复想一些没有明确目的的事情；难以集中注意去思考某一个具体的话题内容，思维效率下降，不能进行有效的创造性思考；内心有紧张激越感，但又不知道或者说不清楚为什么会出现烦躁感；行动上可表现出明显的烦躁不安，难以控制自己的行为，甚至会出现攻击性行为。

8. 自知力

自知力是指患者对自身状态的正确认识能力，即是不是知道自己生病了，生病时的表现是什么样子，和正常状态的区别在哪里等。轻中度抑郁症患者的自知力往往保持完整，常会主动求治，并积极向医生描述病情和症状。重度抑郁症或少部分有自杀观念的轻中度患者则可能发生自知力扭曲的情况，缺乏对目前自身状态的清醒认识，甚至完全失去求治意愿。这其中，伴有精神病性症状的患者自知力不完整甚至完全丧失自知力的比例会比一般患者高。

抑郁症的躯体症状群包括哪些症状

1. 睡眠障碍

睡眠障碍是抑郁症患者常见的伴随症状之一，也是很多患者就医的主诉。睡眠障碍的表现多种多样，有入睡困难、睡眠轻浅、多梦、早醒、睡眠感缺失等。抑郁症患者以入睡困难最为多见,上床后比平时延时半个小时以上才能入睡;早醒则被认为是抑郁症的特征性表现,患者经常早醒 2～3 小时,醒后难以入睡。还有一部分不典型的抑郁症患者会出现贪睡的情况,如果睡眠时间明显高于既往或一般人群,也应注意患抑郁症的可能性。

2. 饮食障碍

饮食障碍主要表现为食欲下降和体重减轻。抑郁症患者食欲下降的发生率为 70% 左右,轻者可仅表现为食欲不好,平素喜爱的食物不如以前美味,食量可以没有明显减少,体重不会出现明显下降;中重度者则会出现食量减少甚至完全丧失进食的欲望,体重显著下降,导致营养不良。少数不典型的患者也可能出现食欲亢进,暴饮暴食,从而导致体重增加。

3. 性功能减退

患者受到抑郁情绪影响出现性欲减退,频率和持续时间均较以往下降,严重时可能完全丧失性欲。男性患者可出现阳痿,女性患者则表现为快感缺失。有些患者虽然可以勉强维持性行为,但无法从中体验到乐趣和获得愉悦感。

4. 精力丧失

患者表现为无精打采,疲乏无力,懒惰,不愿见人,常诉"身上没有力气""做不动事""不想干活,只想躺着"等。精力丧失常常与精神运动性迟滞伴随出现。

5. 非特异性躯体症状

有相当一部分抑郁症患者的临床表现以躯体不适感为主,该类患者可能长期反复就诊于综合医院各科室,每次就医的缘

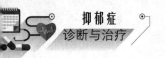

由也基本相同,即身体的各种不适,希望得到相应的治疗。这些症状往往不具有特异性,如周身不适、眩晕头痛、腰背酸痛、心前区疼痛、心慌气短和胃肠功能紊乱等。

[病例]

刘先生,57 岁,抑郁症病史 2 年,一天夜间突然感到一股气从胸部往上冲,直达头顶部,当时感到头晕不适,左手发麻、活动不灵活,自认为是脑缺血或心脏病,虽经医院就诊未见异常,但回家后仍不放心,反复查阅医书,希望验证自己的想法。后来自感头部不适加重,多次反复去各家医院就诊,做了磁共振、CT、脑电图、心电图、超声波、纤维胃镜等十几种检查,均未发现异常。但患者一直缺乏对自己身体的正确认识,对躯体疾病过分担心,不相信检查结果和医生的话,无法摆脱精神痛苦,严重影响了其社会功能和生活质量。

抑郁症有哪些特定的临床特征

抑郁症患者还可能具有某些特定的临床特征。在临床工作中,为了给后续治疗方案的制订提供依据,根据症状表述的不同,将抑郁症分为以下不同临床特征。

1. 内源性抑郁

内源性抑郁临床表现往往较重,在抑郁发作时会表现为完全丧失愉快感,患者无论做什么或经历什么事情都不会感到愉快,即使产生愉快感也会很快消失;常伴有显著的精神运动性激越或迟滞、睡眠障碍、厌食、体重减轻等症状；伴发精神病性症状的比例较高，自知力受损严重。症状变化具有晨重暮轻的特点。这类患者常有强烈的消极观念，自杀风险较高，通常需要住院治疗以防范发生意外。

2. 非典型抑郁

相当一部分抑郁症患者的临床表现并不典型，睡眠障碍不是入睡困难或早醒，反而是过度睡眠；食欲、体重不降反增；没有突出的情感低落或精力不济的体验，而多为躯体化不适感，如全身沉重感、四肢灌铅感等。这种抑郁症被称为非典型抑郁，命名为"非典型"主要是因为临床症状的表现与一般抑郁症患者不同，并不意味着该类型患者不常见或严重程度不高。有研究发现，非典型抑郁与双相情感障碍之间可能存在着同源的精神病理学特征，临床医生在诊断或治疗非典型抑郁患者时，尤其要注意与双相情感障碍的鉴别，避免漏诊或误诊，延误治疗时机。

3. 紧张症型抑郁

有些抑郁症患者发病时以紧张综合征为主，临床表现为：木僵或亚木僵状态；极度的激惹或抗拒，对他人或外界的刺激出现不符合当下情境的反应，如对家人的关心破口大骂，或者对任何建议均不遵从等。少数患者还会出现一些怪异的自主运动，如将自己固定为某种特殊的姿势，反复做一些没有意义的运动，面部表情过于夸张或者扮鬼脸，模仿周围人的言语或动作等。这类症状不属于抑郁症的常见表现，多见于精神分裂症或器质性精神障碍患者，容易误导疾病诊断，需要注意鉴别。

4. 混合性抑郁

该临床特征的表现与双相情感障碍相近，患者会出现类似

于躁狂或轻躁狂发作的症状,如思维反应加快、联想迅速、无节制挥霍、睡眠需求减少及精力充沛等表现,容易误诊为双相情感障碍。但仔细询问病情则会发现,患者以上行为发生时,其内心体验到的心境或情绪仍以低落为主,没有开心或情绪高涨的感觉,部分患者还会出现激越、烦躁不安和冲动易怒等行为。目前混合性抑郁被认为是双相情感障碍的发病危险因素之一,在制订治疗方案时可参考双相情感障碍的治疗原则。

5. 季节性抑郁

每当秋冬季节来临,精神科或心理科门诊抑郁症患者就诊人数会呈现明显的上升趋势。这类患者的抑郁症状表现为季节性,对环境的季节性变化比一般人群更加敏感,常常在秋冬季出现情感低落、兴趣丧失等抑郁发作的表现,严重程度不高,即使不采取药物、物理等治疗手段,大多数患者的症状在第二年春夏季来临时也会逐渐缓解。相较于其他类型的抑郁症,季节性抑郁症患者的认知功能和社会功能损害较小,但会出现一些非典型特征,如睡眠增多、食欲和体重增加等表现。

儿童青少年抑郁症临床表现有哪些特点

儿童与青少年抑郁症的发病率呈逐年上升趋势,严重影响了儿童、青少年的身心发育和社会能力的发展。由于儿童和青少年的心理、生理发育还未完全成熟,不善于或不愿意用语言来充分描述自身的情绪及感受,而会通过一些异常行为来表达抑郁、厌烦甚至愤怒情绪。

1. 主要临床特征表现

(1) 情绪症状：患儿感到心情压抑或觉得不开心,对日常娱乐活动和学习缺乏兴趣和动力,活跃性和积极性比以往下降,有时容易被误认为是懒惰而受到责备。部分患儿性格变得暴躁,反复发脾气,一点小事就会与伙伴或家人发生争吵,两次情绪爆发之间的心境呈持续消极状态。

(2) 思维症状：患儿思维联想速度减慢,反应变得迟钝,上课或游戏时注意力不集中,常表现为发呆或走神,而不是被别的事物吸引。有的患儿虽能安静坐于课桌前,但并不能完成相关学习任务和作业。自卑、自责和自罪等思维内容障碍并不多见。

(3) 意志行为症状：患儿行动会变得迟缓,主动行为减少,不愿和周围人接触,不愿上学,甚至不愿走出家门。非青春期患者可表现为不听管教、对抗父母或离家出走,严重者可出现言语暴力或冲动行为(伤人、毁物)等。

(4) 躯体症状：低龄儿童由于不能充分表达情感,常常会以躯体化方式替代情感症状。患儿经常诉说头昏、头痛、腹胀、腹痛或胸闷等不适,有时还会表现出呼吸急促、肌肉紧张等症状。儿童青少年抑郁症患者睡眠障碍及食欲下降等症状也较多见,常出现早醒或入睡困难,以往爱吃的饭菜或零食也变得乏味,进食量下降导致体重减轻,严重者甚至出现营养不良而影响发育。还有少数患儿会出现食欲、体重增加。

2. 不同年龄段主要特点

(1) 学龄前期：患儿往往不能明确表达情绪,多表现为对游

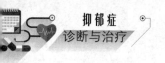

戏明显失去兴趣,可有违拗、攻击或退缩行为,与其他儿童交往困难。多数会出现睡眠和饮食问题。

(2)小学期:患儿不愿上学,虽智能正常但学习成绩差,与伙伴和成人的关系欠佳,常出现疼痛、腹部不适等躯体化症状。年龄稍长的患儿可表现出一定的情绪症状,如担心、恐惧、紧张等;情绪控制力弱,容易波动,无故或因很小的事出现痛哭流涕、大声喊叫或无法解释的激惹和攻击行为。

(3)青少年期:本阶段患儿的症状在一定程度上会体现出性别差异,如女孩容易出现进食障碍、自杀意念、酒精或药物滥用等不良行为;男孩则多见躯体攻击、偷窃、撒谎等反社会行为。患儿表现出的抑郁症状已基本类似于成年人,如悲伤、自我感觉差及对喜欢的活动丧失兴趣等。患儿的自尊心降低,学习成绩下降甚至拒绝上学,也会出现睡眠障碍、食欲减退及体重下降等方面的生物学症状。

3. 对学习的影响

由于儿童青少年的最主要任务是学习,而抑郁症状则会影响到患儿正常的学习活动,主要表现如下。

(1)上学态度变化:患儿可能逐渐流露出对上学不感兴趣、不想上学的愿望,虽在家人的敦促下可以勉强继续上学,但勤奋努力明显不如以往。之后逐渐发展到以各种理由逃学,如身体不舒服、与同学关系不好、老师对待自己不公平、在家自学等,即使家长和老师反复劝说也无济于事。在这段时间里,患儿很少外出玩耍,也不与同学来往,独自在家时也很难真正进行读书写字等与学习有关活动,而是看课外书籍、电视节目或做其他与学习无关的事等,对即将面临的考试、升学等都没有明确的计划和打算。

(2) 学习能力下降:很多患儿会向家长反映记忆力不如以前,思维速度慢、思考问题困难等。患儿上课、看书或写作业时不能全神贯注,注意力容易受外界因素干扰,做同样的作业花费的时间比以往多,以至于不能完成作业。因此,表面上看起来仍然在学习上花费了大量的时间,尽到了最大努力,却怎么也达不到过去的学习效果,成绩明显下滑。

(3) 学习自信心不足:患儿每当考试临近便出现各种担心,担心自己没有充分复习,老师教的知识点还没有掌握,认为考试成绩一定会很差,不想去参加考试,但考试结果往往比他们自己预料的要好。

老年性抑郁症的临床表现有哪些特点

与青壮年起病的患者比较,老年性抑郁症的临床表现往往不太典型,有以下这些较为突出的特点。

1. 焦虑和激越症状多见

老年性抑郁症患者常伴有明显的焦虑症状,突出的躯体性焦虑甚至会掩盖抑郁症状,如胸口发闷,呼吸急促、紧张不安等,易与器质性疾病混淆。临床上还常见广泛性焦虑,老人终日担心自己和家庭即将大祸临头或遭遇不幸等,以至于搓手顿足、坐立不安、惶惶不可终日。老年患者的激越症状可表现为喋喋不

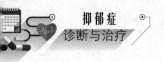

休诉说其痛苦体验及悲惨境遇(其实并不存在),严重者出现撕扯衣服、头发,满地撒泼打滚等异常行为。

2. 认知功能损害较重

认知功能损害是老年性抑郁症常见的症状,涉及计算力、记忆力、理解力、判断力和执行力等诸多方面,约有80%的患者有记忆减退的主诉。严重认知损害者的临床表现与痴呆相似,存在类似痴呆表现的老年抑郁症患者占10%~15%。这一部分患者神经系统检查一般不会出现阳性体征,且对自己智能降低表现出特征性的淡漠,经抗抑郁治疗痴呆症状会明显改善,学者称之为抑郁性假性痴呆。随着年龄的增长和疾病的进展,其中一部分抑郁性假性痴呆患者有可能会发展成不可逆的痴呆。

[病例]

患者田某,78岁,女性,先前有过2次抑郁发作,本次发作除典型的抑郁症状(如情感低落、动力缺乏、心烦焦躁)外,出现明显的痴呆表现,如显著的记忆力、理解力下降,表情呆滞,思维反应迟缓。医生经过详细的临床检查和神经心理测量,仍然难以明确诊断为抑郁症还是老年痴呆。经过6周的住院治疗,患者的抑郁和焦虑症状改善,痴呆症状也逐渐缓解。治疗效果提示,患者本次发作仍为抑郁症,而非老年痴呆。

3. 精神运动性迟滞明显

老年性抑郁症患者通常是以随意运动的缓慢和缺乏为特点,运动量甚至肢体活动日益减少,严重时甚至影响到躯体及肢体功能。患者面部表情减少,思考问题慢,语言阻滞,表达困难,对提问常不能立即回答,经反复询问,才能以简短低弱的言语答复;行动迟缓,重度患者甚至会出现双目凝视,情感淡漠,对外界的任何动向均无动于衷,没有喜怒哀乐的情感显露。

4. 躯体症状较为突出

许多老年性抑郁症患者往往否认抑郁症状的存在而主诉各种躯体不适症状。这些躯体症状主要表现为自主神经功能障碍或内脏相关的功能障碍:疼痛综合征,如头痛、胸痛、腰背痛、腹痛及全身性疼痛;胸部症状,如喉部堵塞感或异物感、胸闷气促和心悸等;消化系统症状,如厌食、腹部不适、腹胀及便秘等;自主神经系统症状,如面红、手抖、出汗和周身乏力等。其中,以无器质性基础的各类疼痛、周身乏力最为常见。临床上遇到反复主诉躯体不适而查不出阳性体征的老年患者应考虑老年性抑郁症的可能性。

5. 疑病症状多见

约1/3的老年性抑郁症患者以疑病为首发症状,因此有学者提出"疑病性抑郁症"的术语。疑病内容主要涉及消化系统与心血管系统,便秘腹泻、胃肠不适是这类患者最常见也是较早出现的症状之一;胸闷,担心自己患有冠心病是患者到医院就诊的主要原因。有时经过治疗后,躯体症状虽然逐渐好转,但抑郁焦虑情绪却与日俱增。若老年人对躯体功能过度关注,对常见躯体不适症状或轻度疾病出现过分的反应,应考虑到老年性抑郁症的可能。

6. 其他较为突出的症状

与青壮年患者比,老年性抑郁症患者的妄想症状更多见,以疑病妄想和罪恶妄想最为常见,其次为被害妄想、关系妄想、贫

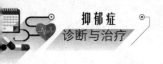

穷妄想、虚无妄想等。老年性抑郁症患者的自杀危险比其他年龄组大得多,有大约55%的老年患者出现自杀行为。

女性抑郁症的临床表现有哪些特点

　　女性抑郁症的发病率大约是男性的两倍,终生患病率也明显高于男性。男性抑郁症在各个年龄段发病率没有太大的差异,而女性的发病率则呈现出聚集趋势,从青春期开始明显升高,持续到育龄期,绝经后出现缓慢下降。女性抑郁症的临床表现也与男性有所不同,除了抑郁症的核心症状群以外,还常见焦虑、烦躁、激动等心理症状,嗜睡、体重增加、食欲亢进等非典型症状也较多见。此外,女性特有的月经周期、妊娠、哺乳、绝经等生理事件,在一定程度上增加了疾病的复杂性,不同时期发生的抑郁症,其临床表现和处理也不相同。

　　1. 月经期抑郁

　　月经周期与女性的情绪变化密切相关,女性在月经期前后可出现明显的情绪或其他心理行为的改变,常表现为注意力不集中、失眠、早醒、烦躁不安、情绪不稳定,易与他人或家人因小事发生矛盾,还会出现各类躯体不适感,如头痛、头昏、疲惫乏力、感觉异常等。症状严重者已经符合抑郁症的诊断标准,但其临床症状呈现随月经周期规律发作的特点。月经期抑郁常见于30～40岁的育龄期女性,典型的变化规律为经前1周开始出现,月经来潮后症状消失。

[病例]

患者孙某,女性,36岁,平素性格内省、敏感,自2018年初春起常感到情绪低落,没有兴趣、干劲,每次月经将至时加重,因疲惫不堪、精力缺乏、烦躁易怒而不能上班。月经结束后,上述症状逐渐减轻。

2. 妊娠期抑郁

妊娠期抑郁一般好发于怀孕的前3个月及产前3个月。除了心境低落等核心症状外,还常出现早孕反应加重、食欲减退和睡眠习惯改变,以及过分担心胎儿健康及分娩过程疼痛等表现。约70%的女性在妊娠期间出现过抑郁症状,其中10%~16%满足抑郁发作的诊断标准。

[病例]

患者张某,女,25岁,存在早孕反应,孕8周查尿妊娠(+),B超提示:宫内孕符合孕周。近3周出现郁郁寡欢、哭闹不安等精神症状,且逐渐加重。夜间不眠,也不让家人睡觉,时常说"生一个不健康的孩子怎么办?"常责备自己是个无用的人,觉得自己什么都做不了。食欲减退、拒食,不能正常工作,重复说一些"活着没意思"的话。经系统评估,诊断为抑郁症。

3. 产后抑郁

产后抑郁症是分娩后最常见的精神心理障碍,50%~75%的产妇曾出现轻度抑郁症状,10%~15%的产妇罹患产后抑郁症。产后抑郁症的临床表现与其他抑郁症有所不同,由于分娩消耗了大量精力,加上产后哺乳造成的睡眠碎片化,女性会更容易产生疲惫感,严重者甚至觉得自己患了某种严重的不治之症;

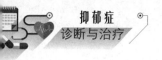

由于担心婴儿的健康，或者过分关注婴儿的进食、排泄问题而容易出现焦虑症状。睡眠障碍是最常见的症状，一般多表现为入睡困难和睡眠浅、易醒。食欲则会呈现两极分化，一部分产后女性表现食欲不振；另一部分逼迫自己暴饮暴食，或以暴食的方式来宣泄心中压力。产后抑郁症的病程持续时间一般不长，心理干预或家庭治疗等方法都可以起到很好的作用，但是如未能及时发现并采取措施，抑郁症状将日益加重。

[病例]

患者张某，女，26岁，近期产子。在孩子满月后，家人发现张某的情绪发生了明显变化，总是闷闷不乐，缺少笑容，烦躁、易怒，对什么都没兴趣，整日无精打采；晚上睡不着觉，怕声响和光亮，不思茶饭，奶水明显减少；总担心孩子会生病，怀疑自己能否把孩子养大，严重时甚至有抱孩子一起死去的可怕念头，为了怕害死孩子，常强迫自己不去靠近他。

4. 更年期抑郁

女性在迈入老年化的过程中，身体各项机能逐渐衰退，尤其是卵巢功能的减退导致性激素分泌波动或减少，由此产生的一系列以自主神经系统功能紊乱为主，伴有神经心理症状的症候群，被称为更年期抑郁症。更年期抑郁症的症状特点是抑郁与焦虑并重，并伴有多种自主神经系统症状和躯体不适感，主要表现为终日焦虑紧张，心神不宁，坐立不安，搓手蹉脚；敏感多疑，对人不信任、多思多虑、无中生有；无诱因的发热感，或者忽冷忽热，伴阵发性出汗，称为潮热现象；夜间惊醒时常出现盗汗现象；发作性头晕，每天可发生几次或几十次，并多在夜间发作；发作性的胸闷气短、心跳加快、血压升高;应力性尿失禁、尿频、尿急。躯体不适症状经反复就诊均不能发现明显的器质性疾病基础。

[病例]

患者李某,女,51岁,病前性格儒雅温和、通情达理。一年前性格开始改变,暴躁,斤斤计较,总是为一点儿小事就跟邻居们吵得不可开交;整天不开心,身心疲惫,心神不宁;怀疑丈夫的忠诚,认为丈夫肯定是在外面有外遇了,不然为什么总是不回家,或是回家也总是不说话;经常周身不适,以心前区不安、后背疼痛最为明显;夜间不能安眠,夜汗常把被褥打湿。经多次医院诊治均未发现实质性病变,后在专科医院确诊为更年期抑郁症。

抑郁症的诊断

　　尽管关于抑郁症的发病存在遗传与神经生化等诸多方面的假说,但其病因与发病机制尚未明确,缺乏特异性的体征和实验室检查指标。因此,抑郁症主要根据病史、临床症状特点、实验室检查和心理测验结果,结合相关标准做出诊断。抑郁症的每个分类、亚型均有各自的特点,容易和其他疾病混淆,所以在临床诊断过程中应详尽收集病史、仔细观察症状表现与变化规律。早期发现、正确诊断、及时干预,是促进患者早日恢复,减少精神残疾的有力保证。

⎯C 为什么必须专科医生才能做出抑郁症的诊断

　　家庭琐事、工作不顺、竞争失败及健康问题等都会导致个体出现情绪问题,加上信息化时代上网便捷,很多人对是否患了抑郁症,喜欢从网上寻找答案,在网上填表格(量表)或者对照各种标准对号入座。有一部分人因病耻感,不愿意到精神医学专科医院或专科门诊就诊,将其他科室医生的建议视为最终诊断,以至于贻误病情或无故给自己扣上了抑郁症的帽子。其实,抑郁症的诊断是非常科学、专业的,是整合病史、临床特点、心理测验及相关实验室检查结果的一个综合评估分类过程。

目前抑郁症的病因尚未完全明了,一般认为是心理因素、社会因素和生物学因素的共同作用引发整个中枢神经系统的内稳态失衡所致。临床应根据病史、临床症状、病程特点,以及体格检查和实验室检查结果,在排除器质性精神障碍或精神活性物质和非成瘾物质所致抑郁障碍的前提下来确立诊断。甲状腺功能减退、性激素低下、维生素 B_{12} 或者叶酸的缺乏等引发的抑郁综合征,需要根据实验室检查结果来帮助医生诊断。密切的临床观察,把握疾病横断面的主要症状及纵向病程的特点,进行科学的分析是临床诊断的可靠基础。

为了提高诊断的一致性,国内外都制定了精神疾病诊断标准供对照分类,如《国际疾病分类》(ICD)、《美国精神疾病诊断与统计手册》(DSM)、《中国精神疾病分类和诊断标准》(CCMD)等。所以,要对抑郁症做出正确的诊断,不但要有专科临床分析能力,还要熟练掌握各种诊断分类标准,同时具备这两点的,非精神医学专科医生莫属。

另外,2013 年 5 月 1 日开始施行的《中华人民共和国精神卫生法》第二十九条规定:精神障碍的诊断应当由精神科执业医师做出。

抑郁症的诊断需做哪些辅助检查

很多躯体疾病可表现出与抑郁症类似的症状,为排除相关

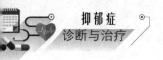
躯体疾病,完成一些辅助检查是非常必要的。

1. 常规检查项目

实验室检查:血常规、尿常规、大便常规、肝功能、肾功能、血糖、血脂等常规项目。医生还会根据病史、体格检查情况,进行有针对性的实验室检查,如泌乳素、性激素、甲状腺功能、脑脊液与代谢产物的检查及感染性疾病的筛查(如乙型病毒性肝炎、丙型病毒性肝炎、梅毒、艾滋等)。

功能检测:B超、X线胸片、心电图及脑电图检查。

2. 脑电生理分析

抑郁症的研究发现30%左右的患者存在着脑电生理的异常,故可根据需要进行多导睡眠脑电图、脑诱发电位、脑涨落图检查。多导睡眠脑电图是在睡眠过程中,连续并同步地描记脑电、呼吸等生理指标,以分析睡眠结构和异常脑电活动;脑诱发电位是感觉神经系统受到刺激时,在中枢所测到的脑电变化,临床主要用来分析患者认知功能;脑涨落图是通过全面记录分析脑神经元的电活动,间接测评大脑中神经递质的分布浓度。

3. 脑影像学检查

常用的项目包括脑部CT和核磁共振(MRI)检查。两个项目均为结构性脑影像技术,主要通过分析患者脑结构变化来协助判断疾病。近年来,功能性脑影像技术逐渐兴起,如功能磁共振技术(functional magnetic resonance imaging, FMRI)、单光子发射计算机断层成像技术(single-photon emission computed tomography, SPECT)、正电子发射计算机断层显像技术(positron emission computed tomography, PET)。这类技术在精神专科的应用尚处于尝试阶段,通过不断深入研究和使用或许将来会对精神医学的诊断手段与治疗方法带来新的变化。

4. 心理测验

心理测验,也称量表评估,是判断抑郁症等精神心理疾病常用的技术手段,包括智力测验、人格测验、症状量表等。对于抑郁症而言,常用的量表包括韦氏成人智力量表、简易智力状态检查、明尼苏达多相人格调查表、艾森克人格问卷、汉密尔顿抑郁量表、汉密尔顿焦虑量表、抑郁自评量表、焦虑自评量表及一般健康问卷等。

抑郁症的诊断步骤是什么

抑郁症诊断的基本步骤是首先分析症状,然后确定临床综合征,引出可能的诊断假设,通过鉴别分析,依据诊断标准,最终确定抑郁症的诊断。

1. 分析症状

抑郁症的诊断首先要分析症状,确认情绪低落、兴趣缺乏、精力不足等相关症状的 4 个基本条件,即症状性质、频度、强度、持续时间。所有涉及的症状(目前和以往存在的具体症状)应按照精神症状的知、情、意类别逐一分析,为构筑临床综合征做准备。

2. 构建临床综合征

临床症状往往是动态发展并相互联系的,很少孤立存在,常围绕某一或数个核心症状出现一系列其他症状,构成整体的临

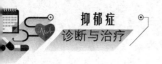

床综合征,如幻觉妄想状态、抑郁状态、躁狂状态等。抑郁症的诊断就是要通过一系列症状分析,确定抑郁状态临床综合征。

3. 建立诊断假设

一般情况下,临床综合征与疾病诊断之间有较为密切的关联,即临床综合征具有一定的诊断特异性。但某个综合征只出现在某种疾病的情况并不多见,许多疾病都可以出现抑郁状态的临床综合征。因此,确定抑郁临床综合征后要全面考虑可能出现这一综合征的所有疾病,建立诊断假设,同时按照可能性大小进行初步诊断排序。

4. 鉴别与确定诊断

根据抑郁症特点与诊断标准,综合分析各种因素对诊断的影响,排除与鉴别各种假设诊断,同时分析某个诊断是否可以解释有关的临床因素。有关临床因素包括症状与综合征特异性、发病基础(一般资料、家族史、病前性格、既往疾病史)、病程特点(发作性、间歇性、持续性等)、可能病因等。通过排除与鉴别分析,将最切合诊断标准的疾病筛选出来,作为最终诊断。

抑郁症的诊断依据是什么

精神障碍的分类与诊断系统是抑郁症做出临床诊断的依据,目前国内常见的分类与诊断系统有三套,即《国际疾病分类》(ICD)、《美国精神疾病诊断与统计手册》(DSM)、《中国精神疾病分类和诊断标准》(CCMD)。

1. ICD 系统

ICD 系统是国内临床工作中使用最为普遍的分类与诊断系统。ICD 系统诞生于 1853 年的布鲁塞尔,1981 年引入我国并逐渐应用和推广。1948 年 WHO 成立后,举行了第 6 次 ICD 国际修订会议,确立 ICD 为疾病或死因分类的国际标准。在此次修订中,首次纳入了精神障碍分类与诊断项目。至目前,ICD 系统已经过十余次修订,1992 年出版的 ICD-10(第 10 版)已在国内临床工作中得到成熟应用,2018 年出版的 ICD-11(第 11 版)当前正处于试用推广阶段。抑郁症的诊断标准分别位于 ICD-10 的第 V 章和 ICD-11 的第 VI 章。

2. DSM 系统

1952 年美国精神病学会出版了《精神障碍诊断与统计手册》,英文缩写为 DSM-I,即 DSM 系统的最初版本。DSM-I 与 ICD-6 相适应,之后该系统不断修订,至 2013 年 DSM-5 出版。DSM-5 与后续的 ICD 系统保持较高的一致性,更强调诊断特异性,诊断标准更为严格。因为 DSM-5 诊断特异性高,并且建立了神经、基因等相关的生物学备用诊断模型,所以目前此系统在国内多用于临床研究工作。抑郁症的诊断标准位于 DSM-5 的第 II 节"抑郁障碍"部分。

3. CCMD 系统

1958 年国家卫生部组织专家,参照苏联病因学分类方法,对精神障碍进行了分类和诊断,此为中国精神障碍分类系统的雏形。1979 年发表的《中国精神障碍分类方案》经过了 1981 年与 1984 年 2 次修订,可视为中国精神障碍诊断分类的第 1 版,即

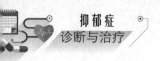

CCMD-1。2001 年 CCMD-3 出版,此版本在向 ICD-10 靠拢的同时,强调中国特色,注重符合中国国情。为与国际接轨,2002 年起我国正式使用 ICD 系统进行疾病分类统计,医疗机构上报卫生行政部门的各种疾病数据被要求使用 ICD-10 的编码,因此极大限制了 CCMD-3 的使用。抑郁症的诊断标准位于 CCMD-3 的"心境障碍"部分。

抑郁症的诊断标准是什么

尽管目前临床上关于抑郁症的诊断有不同的诊断分类系统,如上述 ICD-10、DSM-5、CCMD-3,但是核心条目差距不大。现将各诊断分类系统关于抑郁症的诊断标准逐一描述如下。

1. ICD-10

ICD-10 根据是否为首次抑郁发作,将抑郁症分为抑郁发作(表 4)和复发性抑郁障碍(表 5)。

表 4　ICD-10 抑郁发作诊断标准

项目	诊断标准
一般标准	1. 发作需持续至少 2 周 2. 在患者既往生活中,不存在足以符合轻躁狂或躁狂标准的轻躁狂或躁狂发作 3. 患者的工作、社交和生活功能受到影响 4. 不是由于精神活性物质或器质性精神障碍所致

项目	诊断标准	
症状标准	核心症状	常见症状
	1. 情绪(心境)低落 2. 兴趣和愉快感丧失 3. 导致劳累增加和活动减少的精力降低	1. 集中注意和注意的能力降低 2. 自我评价和自信降低 3. 自罪观念和无价值感 4. 认为前途暗淡悲观 5. 自伤或自杀的观念或行为 6. 睡眠障碍 7. 食欲下降
严重程度标准	1. 轻度:至少具备核心症状和常见症状各 2 项 2. 中度:至少具备核心症状 2 项和常见症状 3 项 3. 重度:具备所有核心症状和至少常见症状 4 项	

表 5　ICD-10 复发性抑郁障碍的诊断标准

项目	诊断标准
一般标准	1. 既往曾有至少一次抑郁发作,持续至少 2 周,与本次发作之间至少有 2 个月的时间无任何明显的情感障碍 2. 既往从来没有符合轻躁狂或躁狂发作标准的轻躁狂或躁狂发作 3. 不是由于精神活性物质或器质性精神障碍所致
症状标准	同抑郁发作的相应部分
严重程度标准	同抑郁发作的相应部分

2. DSM-5

与 ICD-10 比较,DSM-5 对症状标准(表 6)的描述更为详细,对排除标准的要求更为严格。

表 6　DSM-5 诊断标准

	在连续两周内有 5 项(或更多)下述症状,并且是原有功能的改变,其中至少有 1 项症状是情绪(心境)抑郁或丧失兴趣或丧失愉悦感
A	注:不包括由躯体情况所致的症状,或与心境不协调的妄想或者幻觉 1. 几乎每天大部分的时间情绪(心境)抑郁,主观体验(例如,感到悲伤或空虚)或他人观察到(例如,流泪)。注意:儿童和青少年可以是易激惹

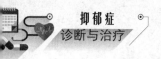

续表

A	2. 几乎每天大部分时间对所有的或几乎所有活动的兴趣或者愉快感显著减低(主观体验或他人观察到) 3. 没有节食情况下体重明显下降,或体重明显增加(例如,一个月内体重变化超过 5%),或几乎每天都有食欲减退或者增加 注:儿童要考虑体重没有达到发育预期的增加 4. 几乎每天都有失眠或睡眠过多 5. 几乎每天都有精神运动性激越或者迟滞(不仅主观感到坐立不安或者迟滞,而且别人也能观察到) 6. 几乎每天都感到疲倦或者缺乏精力 7. 几乎每天都感到自己无用,或有不恰当的过分内疚(可以达到罪恶妄想的程度;不仅是为患病而自责或者内疚) 8. 几乎每天都有思维能力或注意集中能力减退,或者犹豫不决(主观体验或者他人观察到) 9. 反复出现死的想法(不仅仅是恐惧死亡),反复出现自杀的意念但无特定的计划,或有自杀未遂,或有特定的自杀计划
B	这些症状引起有临床意义的痛苦,或导致社交、职业或其他重要功能方面的损害
C	这些症状不能归因于某种物质的生理效应,或其他躯体疾病
D	这种抑郁症发作的出现不能用分裂情感性障碍、精神分裂症、精神分裂症样障碍、妄想障碍或其他特定的或未特定的精神分裂症谱系及其他精神病性障碍来更好地解释
E	从无躁狂发作或轻躁狂发作

3. CCMD-3

CCMD-3 根据是否为首次抑郁发作,将抑郁症分为抑郁发作(表 7)和复发性抑郁症。

表 7　CCMD-3 抑郁发作的诊断标准

项目	诊断标准
一般标准	抑郁发作以情绪(心境)低落为主,与其处境不相称,可以从闷闷不乐到悲痛欲绝,甚至发生木僵。严重者可出现幻觉、妄想等精神性症状。某些病例有显著的焦虑与运动性激越症状

症状标准	以情绪(心境)低落为主,并至少有下列 4 项: 1. 兴趣丧失、无愉快感 2. 精力减退或疲乏感 3. 精神运动性迟滞或激越 4. 自我评价过低、自责,或有内疚感 5. 联想困难或自觉思考能力下降 6. 反复出现想死的念头或有自杀、自伤行为 7. 睡眠障碍,如失眠、早醒或睡眠过多 8. 食欲降低或体重明显减轻 9. 性欲减退
严重程度 标准	社会功能受损,给本人造成痛苦或不良后果
病程标准	1. 符合症状标准和严重标准至少已持续 2 周 2. 可存在某些分裂性症状,但不符合分裂症的诊断。若同时符合 分裂症的症状标准,在分裂症状缓解后,满足抑郁发作标准至 少 2 周
排除标准	排除器质性精神障碍,或精神活性物质和非成瘾物质所致抑郁
说明	本抑郁发作标准仅适用于单次发作的诊断

CCMD-3 复发性抑郁症诊断标准:目前发作符合抑郁发作诊断标准,并在间隔至少 2 个月前,有过另 1 次发作符合抑郁发作标准;以前从未有躁狂发作符合任何一型躁狂、双相情感障碍或环性情感障碍标准;排除器质性精神障碍,或精神活性物质和非成瘾物质所致的抑郁发作。

抑郁发作一般应持续 2 周,但在症状极为严重或起病非常急骤时,依据病程不足 2 周做出这一诊断也是合理的。

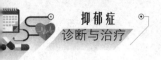

抑郁症最常见的分类是什么

抑郁症可根据临床特点与严重程度分为轻度、中度、重度、重度抑郁发作伴有精神病性症状及其他未特定的抑郁发作5种类型。其中又将轻度、中度区分为伴有或不伴有躯体症状。

躯体症状包括：

① 对通常能享受乐趣的活动丧失兴趣和愉快感；

② 对通常令人愉快的环境缺乏情感反应；

③ 早上较平时早醒2小时或更多；

④ 早晨抑郁加重；

⑤ 客观证据表明肯定有精神运动性迟滞或激越(为他人提及或报告)；

⑥ 食欲明显下降；

⑦ 体重降低(通常定义为过去1个月里失去体重的5%或更多)。

1. 轻度抑郁

至少具有2条核心症状和2条其他常见症状(见前述ICD-10诊断标准)，且患者的日常工作和社交活动有一定困难，对患者的社会功能有影响。如有必要，可进一步标明伴或不伴躯体症状。极少或不存在躯体症状标明为不伴躯体症状，伴4条或更多躯体症状标明为伴躯体症状(若仅有2条或3条躯体症状，但极为严重，归于本类也是合理的)。

2. 中度抑郁

至少具有 2 条核心症状和 3 条(最好 4 条)其他常见症状,且患者的工作、社交或家务活动相当困难。如有必要,也可进一步标明伴或不伴躯体症状(标准同轻度抑郁)。

3. 重度抑郁

3 条核心症状都存在,且具有至少 4 条其他常见症状。除了在极有限的范围内,患者几乎不可能进行社交、工作或家务活动。需要特别说明的是,如果激越和迟滞这类症状十分明显时,患者可能不愿或不能描述更多其他症状,在这种情况下从总体上评定为重度发作也是适宜的。

4. 重度抑郁发作伴有精神病性症状

符合重度抑郁发作的诊断标准,并存在妄想、幻觉或抑郁性木僵等症状。妄想一般涉及自罪、贫穷或灾难等,听幻觉常为诋毁或指责性的内容,嗅幻觉多为污物腐肉的气味,严重的精神运动性迟滞可发展为木僵。

轻、中、重度抑郁症之间的区分有赖于复杂的临床判断,没有一个明确的界限,就像春夏秋冬四季本来就没有自然的界限一样,界限是人强行划分的。有些患者会处在某个中间状态,难以明确划分,就像季节交替一样,这时可大致判断属于哪类即可。

5. 其他抑郁发作

总的诊断印象表明发作有抑郁性质,但不符合轻到重度的诊断标准,这类例子有:轻重时有变化的抑郁症状(特别是其躯体表现)与紧张、烦恼、痛苦等非诊断症状混杂;抑郁症躯体症状

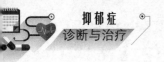

与非器质性原因所致的持续性疼痛或疲劳的混合形式(综合性医院常见)。

如何区分抑郁情绪和抑郁症

　　抑郁可简单分为两个层面:抑郁情绪与抑郁症,都是人的抑郁状态,但是它们又有明显的不同。

　　1.抑郁情绪

　　抑郁情绪是一种短暂的消极情绪,是一种带有弥散性特点的消极心态,发生具有明显的情境性,每个人都会因为某种境遇而不开心(例如受到不公正待遇、和同学发生矛盾、婚姻破裂、失恋分手等挫折或变故),也就是我们说的人之常情,但这个"情"是一种消极心态而已,可以通过自我调节、亲朋安慰而逐渐好转。由于受心理条件制约,性格孤僻、怯懦、悲观的人更容易在一定的情景中产生抑郁情绪挫折或变故一旦发生,情景的阴影就会伴随相当长一段时间,抑郁情绪就会在短期内难以祛除,以致常使人感到抑郁是如此之沉重。

　　[病例]

　　小张姑姑突然去世,由于其自幼与姑姑有很深的感情,因此难以接受,经常独坐发呆,默默流泪。家人的劝慰难以缓解她的悲伤情绪,自觉人生有太多痛苦,难以承受。3天后情绪有所缓解,已经能够坚持上班,认为不管如何还是要正常生活;2周后抑郁情绪基本消失,只是偶尔想起姑姑时,才会感到难过;1个月后小张又变回为一个活泼开朗的姑娘。

这就是抑郁情绪,有很明确的原因,渴望有人陪、有人安慰,悲伤会随时间淡化。

2. 抑郁症

抑郁症是一种病理性情绪,患者多莫名出现心理自闭式的抑郁症候群,病程迁延,反复发作,难以自愈,可造成严重的社会功能损害,甚至出现自杀自伤行为。

[病例]

李先生得抑郁症已经 15 年了,他甚至都不知道具体什么时候情绪开始出了问题。刚开始只是麻木,突然某一天开始,就不喜欢干活了,不喜欢原来最爱的美味了;不愿出门,整天发呆,哈欠连连,没精打采。后来,他开始失眠,晚上不管多困都睡不着,入睡很困难,多梦易醒,早上醒来浑身无力,并且还会莫名其妙紧张;记忆力和理解力都明显下降很多;兴趣严重缺乏,他都无法理解为什么一件很枯燥的事,同事会讲得那么起劲,还笑得那么开心。他的情绪越来越低落,说不清楚到底为什么,总之就是闷闷不乐,仿佛心里永远都是阴云密布;经常想哭,可是哭不出来,并逐渐开始自卑、悲观,常常想死,渴望快速结束自己的生命。这期间,他的自我感受有明显的晨重暮轻现象,早上醒来时,情绪非常低落,以至于每次一睁开眼,就盼着世界末日快到来,好一直睡下去,到了晚上这种情绪又会好一些。这种痛苦长时间困扰着他,严重影响了他的职业生活,降低了生活质量。

3. 两者区别要点

抑郁情绪与抑郁症明显的区别在于,抑郁情绪是可控的,可

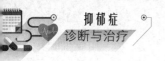

以随着时间推移而淡化和消失,具体鉴别要点见表8。

表8　抑郁情绪与抑郁症的鉴别要点

项　目	抑郁情绪	抑郁症
发生率	几乎所有人都可能出现	发病率为3.6%～5.1%
诱　因	有明显的诱因	可有可无
本　质	是一种正常的情绪体验	是一种疾病,病因未明
好发人群	所有人	有家族史、性格缺陷者等
病　程	短,一般不超过1月	两周以上,多数超过1月
昼夜节律	无	可晨重暮轻
自杀倾向	偶有消极言语,不会自杀	消极,自杀率高
躯体症状	无	常伴有疼痛、闭经、乏力等
精神症状	无	严重时可出现幻觉、妄想
治　疗	自我调节、心理咨询	药物、心理等综合治疗
预　后	好	容易复发
对日常生活、工作的影响	小	大,难以正常生活、工作

如何区分抑郁症与继发性抑郁综合征

继发性抑郁综合征不同于抑郁症,是由不良事件刺激、躯体疾病等因素所引起,症状表现达到抑郁症诊断标准的一类情感障碍。

1. 躯体疾病所致

许多的躯体疾病可以诱发或导致抑郁,常见的有躯体感染、内脏器官疾病、内分泌障碍、营养代谢性疾病等。躯体疾病是抑郁发生的直接原因,一般躯体疾病得到控制后,抑郁表现也会随之消失。

2. 神经系统疾病所致

常见的可导致抑郁的神经系统病变包括帕金森病、癫痫、脑血管病、脑肿瘤等。随着神经系统疾病的发展,患者躯体症状逐渐加重,心境每况愈下,长时间积累会形成明显的抑郁、焦虑等情绪,直至达到抑郁症的诊断标准。

3. 药物所致

很多药物如果使用不当或者是患者对药物的不良反应过于敏感,用药后可以引发抑郁,称之为药物性抑郁。可引发抑郁症状的药物包括心血管药物(如利舍平)、镇静类药物(如氯硝西泮)、抗精神病药物(如氟哌啶醇)和激素类药物(如皮质醇激素)等。药源性抑郁症一般无须特殊治疗,停药后多数患者的抑郁症状会逐渐消失。

4. 心理因素所致

在强烈的精神刺激后出现情绪低落、兴趣丧失等抑郁表现,其情绪低落类似哀伤反应。患者常不由自主地追忆往事,喜欢述说自己的不幸遭遇和痛苦心情,在情感宣泄之后自觉心情有所好转。

5. 其他精神疾病所致

精神分裂症患者病情缓解后,可因为自卑、病耻感而出现抑郁情绪,被称为精神分裂症后抑郁。边缘型人格障碍患者常常处于一种慢性持久的空虚感和厌倦感中,生活缺乏实际的目标,容易出现抑郁症状,在临床工作中经常被误诊为抑郁症。

表9　继发性抑郁综合征与抑郁症的鉴别要点

项　目	继发性抑郁综合征	抑郁症
本　质	其他疾病附加综合征	独立的精神心理疾病
直接原因	生理、心理原因	不明
心境障碍家族史	少见	多见
病　程	随生理疾病或心理创伤变化而变化	发作性
昼夜节律	可昼轻暮重	可晨重暮轻
意识障碍	可有	无
体　征	阳性体征	无
实验室检查	多阳性	多阴性
精神症状	严重时可出现幻觉、妄想	严重时可出现幻觉、妄想
治　疗	以处理原发病为主	以治疗临床症状为主

如何区分抑郁症与双相情感障碍抑郁相

　　抑郁症的整个疾病过程中只有抑郁发作,即单次或反复出现的抑郁发作,没有轻躁狂或躁狂发作。双相情感障碍的整个疾病过程中既有抑郁发作,又有轻躁狂或躁狂发作,抑郁相是其中的抑郁发作。区分抑郁症和双相情感障碍抑郁相具有重要的临床实际意义,因为两者的治疗方案不同,且预后有很大的差异。

　　双相情感障碍抑郁相的临床特点如下:存在持续时间4天以上的情感高涨、思维奔逸、精力活动增强等症状;发病年龄较早,一般在25岁之前或更早起病;抑郁发作更为频繁(发作次数>3次),且其抑郁症状相对没有那么典型,更多表现为容易激惹、日间瞌睡、食欲亢进、体重增加、肢体灌铅样麻痹、精神运动性迟滞等;更容易出现自杀行为,且多带有冲动性质;伴有精神病性症状的情况更为多见,如幻觉、妄想或病理性自罪感。

双相情感障碍抑郁相的情感症状方面,不像抑郁症那样一味消极、低沉。情绪波动较大,常表现为情绪不稳、易激惹、烦躁等。当出现消极情绪时,会通过购物、自残、酗酒等不同方式进行宣泄。对于自己所遭遇的不幸,总是归因于外界环境。当然,双相情感障碍家族史、情绪不稳定性的病前性格等对辨别抑郁症与双相情感障碍抑郁相也是十分有帮助的。

从神经影像学来说,脑胼胝体和脑白质深处强度增加支持双相情感障碍抑郁相,基底节和海马体积缩小支持抑郁症。从药物治疗上来说,抗抑郁药治疗无效或疗效逐渐减退,或抗抑郁药见效过快,且易出现为情感高涨等躁狂症状,应考虑双相情感障碍抑郁相。

如何区分抑郁症和焦虑症

抑郁症和焦虑症是目前最为常见的两种精神疾病,抑郁症以情绪低落为核心,焦虑障碍以恐惧、担忧、不安为特点。这两种精神疾病常共有某些症状,如躯体不安、注意力集中困难、睡眠障碍和疲劳等,且两者的抑郁、焦虑症状互有交叉,高达59.2%的抑郁症患者伴有焦虑症状。虽然抑郁症与焦虑症犹如一对"姐妹",但它们是不同的临床综合征,有着本质的差异,治疗及预后均不同。

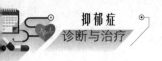

抑郁症以情感低落为主要的临床表现,患者自我感觉不佳,觉得痛苦、厌倦、疲劳,不愿与人交往,对所有的事情均不感兴趣,认为其没有意义,易出现消极言行。焦虑症以焦虑、恐惧、担忧为主要的临床表现,患者常有明显的自主神经功能失调(头晕、胸闷、心悸、呼吸困难、口干、尿频、尿急、出汗、震颤等)及运动性不安,对某些事情有回避心理,如广场恐惧症或密集恐惧症的患者,不愿意去候车室、商场等人群密集的地方。焦虑症患者的兴趣一般不会减退,自知力良好,症状波动性大,求治心切,病前往往有明显引起高级神经活动过度紧张的精神因素,一般不会自杀,不会以死逃避。详见表 10。

表 10　抑郁症与焦虑症的鉴别要点

项　目	抑郁症	焦虑症
性格基础	自卑、脆弱、情感细腻	担忧、敏感、追求完美
核心症状	情绪低落、兴趣或愉快感丧失	害怕、恐惧、担忧、回避
症状波动性	小,相对平稳	大,会突然出现或消失
昼夜节律	可晨重暮轻	无
兴　趣	普遍减少、甚至消失	部分减退而不消失
思　维	迟缓	无明显异常
回　避	有,不愿与人交往	回避某些特定环境、事物
自　杀	消极,自杀率高	一般不会自杀
食　欲	受影响,体重可因此减轻	影响不明显
睡　眠	以早醒为特征	以入睡困难为特征
精神病性症状	严重者可出现	一般不会出现
痛苦体验	一般	强烈
治　疗	抗抑郁治疗为主	抗焦虑治疗为主

儿童青少年抑郁症的诊断需要注意什么

国内外仍采用现有的精神病学诊断和分类系统,如 ICD-10、DSM-5、CCMD-3 来诊断儿童青少年抑郁症。由于生理、心理的发育还没有完全成熟,所以儿童青少年抑郁症的识别率低,诊断难度大。儿童青少年抑郁症诊断时需要注意以下临床特点。

1. 情绪不稳且易冲动

成年人抑郁症常见的表现,如体重减轻、食欲下降、睡眠障碍、自卑和自责自罪,在儿童、青少年抑郁症中却不常见,激惹、易怒、离家出走、学习成绩下降和拒绝上学等症状反而多见。患儿还可表现为与伙伴和家人关系不佳,喜欢做白日梦和攻击行为等,攻击行为尤其见于男孩患者。患儿还会在痛苦和煎熬中选择用伤害自己身体的方式作为反抗或者寻求暂时的解脱,甚至觉得活着没意思,产生自杀的念头乃至行动。

2. 表达少而异常行为多

成年人有了不愉快、悲伤或不满情绪,还可以向他人倾诉和表达,而儿童、青少年则不然,他们不愿意表述,多表现为外在行为问题。患者躯体不适主诉较多,如有的孩子经常用手支着头,说头痛、头昏;有的用手捂着胸,说呼吸困难;有的说嗓子里好像有东西,影响吞咽;进食障碍常见,尤其多见于女孩。另外,患儿还会出现不整理自己的房间、乱扔衣物、个人卫生不愿料理,无故发愁、手机成瘾、酒精和药物滥用、偷窃撒谎等不良行为。

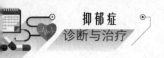

3. 不同的年龄段各有特点

3～5 岁学龄前儿童主要临床表现特点为对游戏失去兴趣，在游戏中常有自卑、自责、自残和自杀等表现；6～8 岁的儿童主要表现为躯体化症状，如腹部疼痛、头痛、不舒服等，也可出现痛哭流涕、大声喊叫、无法解释的激惹和冲动行为；9～12 岁儿童多出现空虚无聊、自信心低下、自责自罪、无助无望、离家出走、恐惧死亡等症状；12～18 岁青少年更多表现为冲动、易激惹、行为改变、鲁莽不计后果、学习成绩下降、食欲改变和拒绝上学等。

由此可见，儿童青少年抑郁症不能等同于成年人抑郁症来看待，需要收集和评估多方面的信息和资料才能做出准确诊断，仅靠父母提供的资料还不够，同时需询问学校及患儿朋友关于患儿日常表现。单独直接问诊和面谈是必不可少的环节，患儿可以告知其内心体验，而父母、学校及患儿好友则可以提供儿童青少年的外部行为表现。

老年人抑郁症的诊断需要注意什么

目前国内外尚无单独的老年期精神障碍的诊断标准，一般是根据成年人的诊断标准（如 ICD-10、DSM-5、CCMD-3），再考虑老年人的临床特点确定诊断。老年性抑郁症诊断要点如下。

① 初次发病年龄为 60 岁以上，或既往患过抑郁症到老年期再次发作者。

② 除外脑器质性病变及躯体疾病伴发的情感性症状。

③ 病程往往较长,容易慢性化,具有发病率高、伤残率高和自杀率高的特点。

老年性抑郁症诊断时还需要注意以下临床特点。

1. 常与躯体疾病共病

老年性抑郁常在患有躯体疾病的情况下发生,躯体疾病既可以导致抑郁综合征,也可以与抑郁症共存。一些躯体疾病与抑郁症的共病率极高,如脑梗死、冠心病、糖尿病、肿瘤和帕金森病,个别患者可同时罹患几种躯体疾病。抑郁症状和躯体症状可相互重叠,如兴趣减退、活动减少、食欲和睡眠改变、体重减轻或注意集中困难,以及各种躯体不适等表现既可归因于躯体疾病,也可归因于抑郁症或归因于两者共同的作用。因此,躯体疾病的表现可能会掩盖抑郁症状,从而给老年抑郁症的诊断增加难度。

2. 躯体不适主诉较多

老年性抑郁症患者躯体不适主诉较多,如头痛、胸闷、咽部梗阻感、周身慢性疼痛、四肢麻木感等。患者为此常到综合医院就诊,如症状不能得到有效缓解,易加重患者疑病心理。有人认为凡是对自己健康状况过分关心,对各种轻度躯体疾病反应过度的患者,都应考虑老年性抑郁症的可能。

3. 焦虑症状往往突出

老年性抑郁症伴有焦虑症状的情况更为多见,国外大量研究表明有1/3~1/2的老年抑郁症患者有严重的焦虑症状。抑郁与焦虑共病的患者与单纯抑郁症患者相比,社交回避和自我评价低等症状较重,早醒、厌食、自责自罪感、快感缺失、自杀、注意困难和疲劳等方面的症状较多。部分老年性抑郁患者表现为突

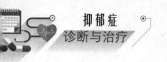

出的焦虑、激越症状,终日坐卧不宁,搓手顿足,愁容不展,表情痛苦,甚至拒饮拒食。这些症状往往提示病情严重、自杀风险高,需要加强治疗与护理。

4. 可以出现假性痴呆

老年人本身有良性记忆减退,在此基础上出现抑郁症状,其记忆力减退愈发明显。约 70%的老年抑郁症患者伴有轻度及以上认知功能障碍,严重者表现为假性痴呆,30%左右的老年抑郁患者逐渐符合痴呆诊断标准。抑郁症患者的认知功能障碍主要表现为执行、注意、工作记忆、决策、计划等方面能力的下降,以及记忆障碍和精神运动功能障碍。因此,对于表现呆滞、沉默少语、记忆力下降、理解能力下降的老年人,在考虑诊断老年痴呆的同时不能忽视对抑郁症诊断的排除。

另外,诊断老年抑郁症还要注意排除非精神障碍的丧恸反应。居丧期间的丧恸反应是十分常见的,其悲伤、丧失感是正常的情感体验,一般不诊断为心境障碍。典型的丧恸反应在 6 个月内改善,一般不呈发作性。丧恸反应可导致工作能力及社会适应能力的下降,但能维持生活正常化,一般无昼夜节律的变化,很少有消极观念和自杀企图。

如何区分老年痴呆与老年性抑郁症所致假性痴呆

老年痴呆一般情况下指阿尔茨海默病性痴呆,主要表现为逐渐加重的记忆障碍、认知功能障碍、语言障碍、人格改变和行为紊乱,严重影响社交、职业与生活功能。老年痴呆处于轻度痴呆期的表现与老年性抑郁症所致的假性痴呆十分相似,容易产生混淆。两者可以从以下几方面进行鉴别。

1. 病程进展

老年痴呆根据认知能力和身体机能的恶化程度分成三个时期:轻度痴呆期(1～3年),表现为记忆减退,不能独立进行购物,社交困难;中度痴呆期(2～10年),表现为远近记忆严重受损,时间、地点定向障碍,在穿衣、个人卫生及保持个人仪表方面需要帮助;重度痴呆期(8～12年),患者已经完全依赖照护者,日常生活不能自理,大小便失禁。与阿尔茨海默病性痴呆的缓慢起病及持续进展不同,老年抑郁症所致假性痴呆症状起病及进展都较急,有明显的平台期,一般不会持续性加重,患者有求治要求和自知力。

2. 症状特点

老年痴呆患者的智能损害是全面性的,初期近事记忆障碍突出,如找不到自己刚放的东西或忘记刚做过的事情,后期出现认知功能的全面受损。老年性抑郁症患者认知损害情况与情绪密切相关,随着情绪症状加重而加重、好转而减轻,而且这种损害是部分性的、暂时性,每次的智能检查结果都不相同。老年痴呆症状的晨轻夜重正好与老年性抑郁症的晨重暮轻特点相反。进行相关心理测试时,老年痴呆患者会尽可能编造问题答案,即所谓的虚构,而老年抑郁症患者常不愿回答问题。

3. 辅助检查

老年痴呆患者脑 CT 或 MRI 检查可发现皮质性脑萎缩、脑

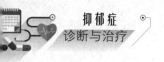

室扩大、脑沟裂增宽等异常表现,而老年性抑郁症患者的情况就明显不同,脑 CT 或 MRI 检查通常无明显阳性发现。

4. 治疗反应

抗抑郁药治疗后,老年性抑郁症患者的认知功能会得到明显的改善,可恢复到病前谈笑风生、谈吐自如的状态。老年痴呆患者抗抑郁药物治疗效果差,认知功能损害不可逆,且随着病情的进展会变得愈发严重。

如何判断是否患有产后抑郁症

产后抑郁症是特发于女性产后这一特殊时期的抑郁症,具体病因未明,属分娩后最常见的精神障碍,患病率为 10％～15％,高于一般人群的抑郁症患病率(3％～10％)。有抑郁症既往史的患者产后抑郁再次发作的概率约为 25％,有产后抑郁症既往史的患者再次患产后抑郁症概率约为 50％。

当然,产后出现轻度抑郁情绪是十分正常的,毕竟产后女性的角色发生了改变,加上婴儿照护导致的生物节律紊乱与过度疲劳,容易出现一系列的抑郁情绪。产后抑郁症则是一种情感更强烈的,持续时间更长的精神障碍。由于缺乏客观的躯体、实验室或影像学检查结果作为诊断依据,诊断产后抑郁症的思路和诊断抑郁症一致,主要通过对病史特点,以及精神检查、体格检查、心理评估(爱丁堡产后抑郁自评量表较常用)或其他辅助检查等结果进行综合分析来确定诊断。

产后抑郁症至今没有统一的诊断标准。ICD-10 将其归类为"轻度的产预期伴发的精神及行为障碍"。DSM-5 则认为50%产后的重度抑郁发作事实上在分娩前就已经开始,故将其划分为"抑郁障碍伴围产期发生"。具体诊断要点如下。

① 符合抑郁发作的诊断标准(如 ICD-10、DSM-5)。

② 心境症状的发生出现在孕期或产后 4 周内(DSM-5 标准),或产后 6 周内(ICD-10 标准)。

③ 可伴有重度焦虑甚至惊恐发作。

④ 可伴有精神病性特征。

⑤ 排除其他精神障碍。

如何判断是否患有更年期抑郁症

更年期抑郁症是指发生于更年期的抑郁障碍,女性更年期在 45~55 岁,男性在 55~65 岁,可能与内分泌与性腺功能减退、代谢功能与自主神经功能失调及某些社会心理因素的影响有关。更年期抑郁症主要表现为明显的抑郁情绪,以及内分泌与性腺功能的减退、代谢功能与自主神经功能失调所表现出的生理功能改变症状。

目前国内外尚无统一的针对更年期抑郁症的诊断标准,多参照现有诊断标准(如 ICD-10、DSM-5、CCMD-3),根据临床特点进行分析诊断。

① 符合抑郁发作的诊断标准。

② 发病年龄在更年期。

③ 病情逐渐发展,病程较长。

④ 常见的躯体症状有:月经不调、性欲减退、口干、便秘、胸闷、心悸、血压改变、四肢麻木、发冷发热、消瘦、乏力、头晕等。

⑤ 精神与生理症状引起具有临床意义的痛苦,或导致社交、职业或其他重要方面功能的损害。

如何判断是否患有季节性抑郁症

部分抑郁症患者以季节性反复发作为特征,称之为季节性抑郁。季节性抑郁症患者比正常人对于环境的季节性变化更加敏感。各国不同地区,尤其是我国北方或欧洲等冬季特征明显的地方,冬季时间长、气候寒冷、日照短,故在秋天和冬天(10月初至11月底)部分敏感人群易出现抑郁发作,而在第二年的春天或夏天缓解(2月中旬至4月中旬)。季节性抑郁症的发生与光照的季节性变化有关系,光照减少导致人体生物节律紊乱和内分泌失调,从而引起情绪障碍,随着光照时间的季节性增加而自行缓解。季节性抑郁症患者女性占3/4,年龄大部分在20~40岁之间,儿童青少年及老年人也有可能患此病。

与非季节性抑郁症比较,季节性抑郁症患者的认知功能损害比较少。一些研究结果显示,季节性抑郁症患者多数具有非典型特征,如食欲、体重的增加和睡眠增多等。

不管是DSM-5,还是ICD-10,季节性抑郁症都被视为复发性抑郁症的一种亚型。DSM-5 将其归类为"重性抑郁障碍伴季节性模式",诊断要点如下。

① 符合反复发作重性抑郁障碍的诊断标准。

② 重性抑郁发作发生于一年中的特定时间之间,存在规律性的时间关系(如秋季或冬季)。

③ 完全缓解(或从重性抑郁到躁狂或轻躁狂的改变)也发生于一年中的特定时间(如抑郁在春季消失)。

④ 在过去的 2 年中,两次重性抑郁发作的出现能够证明时间上的季节性关系,并且在同一时期内没有非季节性重性抑郁发作出现。

⑤ 在个体的一生中,季节性重性抑郁发作(如上所述)明显多于非季节性重性抑郁发作。

ICD-10 诊断要点如下。

① 符合复发性抑郁障碍的诊断标准。

② 必须在连续三年或更长时间中产生三次或更多的抑郁发作。

③ 每年起病于相同的 90 天内。

④ 其缓解也发生于每年特定的 90 天内。

⑤ 季节性发作的次数显著多于可能发生的非季节性发作。

有哪些容易被忽视的特殊类型抑郁症

有些抑郁症因为表现特殊,与典型抑郁症临床症状有所不

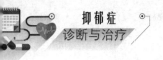

同,故容易被忽视或误诊,从而错过了最佳治疗时机。

1. 非典型抑郁

非典型抑郁症患者遇有正性事件时(如亲朋好友来看望、通过某项重要考试等)心境可以变得愉快并持续较长时间;无早醒、食欲下降,表现为入睡困难或睡眠过度、食欲大增、性欲亢进,这是反向自主神经功能表现;对外界评论及人际拒绝比较敏感,表现为人际紧张,有被抛弃感、他人不能依赖感、孤独感,常焦虑不安。

2. 勤勉型抑郁

抑郁症患者往往是常感到乏力、易疲劳、不愿做事、工作效率低下。然而有些抑郁症的表现却截然相反,患者全身心地投入工作,不遗余力,最怕闲下来,被称为勤勉型抑郁症。此类患者表现出一种违背内心感受的勤奋,常有压抑内疚感,试图通过废寝忘食的工作来转移注意力,甚至以此来"赎罪"。

3. 微笑型抑郁

有一种特殊类型的抑郁,称之为微笑型抑郁。如同在抑郁心境的表面蒙上了一层微笑的面纱,患者尽管内心深处感到极度的痛苦、压抑、忧愁和悲哀,有"活得太累、生不如死、度日如年"之类的感叹,但是却不会表达出来,常常微笑面对众人,向大家展示自己阳光的一面,这种微笑不是发自内心深处的真实感受,而是出于应对社会交往、应付工作及家人的需要。因为强烈的病耻感,患者觉得如果承认自己患有抑郁症,会被大家嘲笑,影响工作、生活、交友,所以只能违心地强颜欢笑。

4. 精神病性抑郁

有些重度抑郁症患者发作时会合并妄想、幻觉或抑郁性木僵等精神病性症状，内容可与抑郁心境相协调或不协调，称之为精神病性抑郁。妄想一般涉及自罪、疑病、贫穷、无能力等观念，患者会毫无根据地认为自己犯了严重错误和罪行，甚至是罪大恶极的；幻觉多为听幻觉，常为诋毁或指责性的声音；严重的精神运动性迟滞可发展为亚木僵或木僵，表现为不言、不语、不动、不食，面部表情固定刻板，保持一个姿势，对刺激缺乏反应。

5. 隐匿型抑郁

许多抑郁症患者会表现出躯体不适症状，可涉及全身各个器官。部分患者的抑郁症状可能被躯体状况掩盖，往往否认自己有抑郁的主观体验，或将情绪低落归咎于躯体问题，称为隐匿性抑郁症。这类患者多在综合医院各科就诊，进行各种各样的检查，始终得不到明确的结论，久治不愈，部分患者甚至进行过手术治疗。

6. 暴力型抑郁

部分抑郁症患者还会有明显的暴力行为，这种会引发暴力行为的抑郁症被称作暴力型抑郁症。暴力型抑郁症患者通常会有崇尚暴力、易怒暴躁、情绪低落和敏感多疑等表现。原因可能是这类抑郁症患者通常会有非常强烈的不安全感，渴望解除自己心中的压抑、摆脱抑郁的情绪，但是又找不到合适的方法，反而更加的烦闷暴躁，挑剔易怒。

以上特殊类型的抑郁症虽都有各自的特殊表现，但抑郁症的核心症状依然存在，只是被掩盖或歪曲。详尽收集病史，全面精神检查与仔细的临床观察是甄别特殊类型抑郁的有效措施。

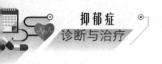

有哪些精神疾病容易被误诊为抑郁症

1. 分裂情感性障碍

分裂情感性障碍(抑郁型)是一种发作性精神疾病,抑郁症状与分裂性症状在同一次发作中都很明显,两种症状多为同时出现或只差几天(不同于精神病性抑郁)。抑郁心境表现为特征性抑郁症状或行为异常,如迟滞、失眠、无精力、食欲或体重下降、兴趣减少。分裂性症状表现为妄想、幻觉,如患者坚持认为自己的思维正被广播,或异己的力量正在试图控制自己,或自己的想法被别人知道了,或确信自己正被跟踪或陷入某种阴谋之中等。

ICD-10中分裂情感性障碍(抑郁型)诊断要点指出:必须有明显的抑郁,至少伴两种典型的抑郁症状或属于抑郁发作的有关行为异常。在同一次发作期间明确存在至少一种,最好两种典型的精神分裂症症状。

2. 恶劣心境

恶劣心境是一种以持久情绪(心境)低落为主的轻度抑郁,而从不出现轻躁狂或躁狂发作。症状常持续2年以上,期间无长时间的完全缓解。如有缓解,往往时间较短,一般不超过2个月。

ICD-10中恶劣心境诊断要点为:抑郁情绪(心境)应在病程中的大多数时间存在,且在一天中的大部分时间内存在。儿童和青少年的抑郁心境可表现为普遍的情绪易激惹。抑郁心境伴有附加症状,如对各种活动的显著兴趣或愉悦感缺乏,注意力和注意集中能力的减退,价值感降低或过度的、不适当的自罪内疚,对未来的无望感,睡眠的扰乱或睡眠增加,食欲的减退或增加,精力减退或乏力。在 2 年的病程中,从未出现过症状数量和持续时间均满足抑郁发作诊断的情况。既往无躁狂发作、混合发作或轻躁狂发作史。

两者区别见表 11。

表 11　抑郁症与恶劣心境的鉴别要点

项　目		抑郁症	恶劣心境
诱　因		可有,尤其复发时	明显,关系密切
遗　传		有明确关系	可能有关,存在争议
人格基础		不定,可为循环性格	多愁善感、郁郁寡欢
症状	兴　趣	普遍减少、甚至消失	大部分减退而不消失
	前　途	绝望	悲观失望而不绝望
	自我评价	自责、内疚	较低,能接受鼓励和表扬
	自　责	常有,甚至自罪和罪恶妄想	可有,但可指向他人
	自　杀	消极,自杀率高	想死又怕死,矛盾重重
	昼夜节律	可晨重暮轻	无
	人际交往	主动与被动接触均差	主动交往差,被动接触可
	意志行为	有运动性抑制,严重者木僵	运动性抑制不明显
	食　欲	受影响,体重可因此减轻	影响不明显
	躯体症状	可有	较多,有时掩盖抑郁
	精神病性症状	可有	无
	自知力	求治意愿一般	常主动求治
	病　程	大于 2 周,多为自限性,易复发	大于 2 年,间歇期短

3. 环性心境障碍

环性心境障碍是一种波动性心境障碍,情绪持续性地不稳

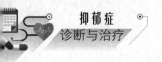

定至少2年，包括众多的情绪轻度低落和轻度高涨时期。这种心境障碍一般开始于成年早期，与人格有关，且呈慢性病程；也可有正常心境，但一般不超过2个月。由于心境波动的幅度相对较小，这种改变较其活动、自信、社交或满足欲望的行为等方面周期性改变显得并不突出，所以环性心境往往不能引起医生的注意。

ICD-10诊断要点指出：基本特点是心境持续不稳定，包括轻度低落和轻度高涨的众多周期，其中没有任何一次在严重程度或持续时间上符合双相情感障碍或复发性抑郁障碍的标准。这也就意味着，心境波动的每次发作均不符合躁狂发作或抑郁发作任一类别的标准。一旦患者的抑郁或躁狂症状符合相应的诊断标准，应做出抑郁症或双相情感障碍的诊断。

96

抑郁症的治疗

抑郁症的治疗不能仅着眼于临床症状的缓解,还应重点考虑患者作为社会人全面功能的恢复,在解除临床痛苦的同时改善社会功能,提升生活质量。然而,治疗率低、规范性差、复发率高等现状,依然是抑郁症临床治疗过程中必须面对和解决的现实问题。

抑郁症的治疗目标是什么

随着医学理念的更新,抑郁症的治疗目标也不断发展变化。1993 年美国卫生保健政策研究所(AHCPR)提出"减少并完全消除所有抑郁症状和体征"为抑郁症的治疗目标;2000 年,美国精神医学学会(APA)建议应将强调临床治愈作为急性期治疗目标,并将持续临床治愈作为维持治疗的目标;英国精神药理学会(BAP)将临床治愈视为关键的治疗目标;2001 年加拿大精神科协会(CPA)和加拿大心境和焦虑障碍治疗网络(CANMAT)将"症状的完全缓解以及恢复到病前的社会功能"作为抑郁症的治疗目标。

当前医学理念认为,抑郁症的治疗要达到三个目标:一是彻底消除临床症状,提高抑郁症的临床治愈率,最大限度减少病残率和自杀率;二是恢复社会功能,提高生存质量,达到真正意义

的治愈,而不仅是症状的消失;三是预防复发。抑郁症为高复发性疾病,而复发可影响大脑生化过程,增加对环境应激的敏感性和再次复发的风险。

关于抑郁症的治疗目标与预防复发,有几个重要的概念(5R)需要掌握。

有效(response):指患者抑郁症状减轻,汉密尔顿抑郁量表-17项(HAMD-17)减分率至少达50%,或蒙哥马利-艾斯伯格抑郁量表(MARDS)减分率达到50%以上。

临床治愈(remission):指患者抑郁症状完全消失,HAMD-17≤7分或MARDS≤10分,维持时间大于2周而小于6个月。

痊愈(recovery):指患者完全恢复正常,即临床治愈时间超过6个月。

复燃(relapse):指患者病情在临床治愈期出现反复和症状加重。

复发(recurrence):指患者痊愈后一次新的抑郁发作。

总之,抑郁症治疗的终极目标是社会功能的恢复与生存质量的提高,临床治愈是达到终极目标最为关键的一步,而痊愈与良好的依从性是实现终极目标的有效保证。

抑郁症的治疗原则是什么

1. 全病程治疗原则

抑郁症复发率高,可达50%~85%,大约50%的患者临床治愈后 2 年内复发。为延长抑郁症康复期,改善疾病预后,降低复燃率与复发率,临床上倡导全病程治疗。全病程治疗是指以单个患者为中心的治疗模式,治疗过程贯穿院内诊疗、院外追踪的整体病程体系。临床上一般将抑郁症的全病程治疗分为急性治疗、巩固治疗和维持治疗三期。

2. 个性化治疗原则

制订抑郁症治疗方案时,应根据患者的性别、年龄、主要症状、躯体状况、首发或复发、既往治疗史等因素,选择合适的治疗模式与药物。在治疗过程中,抗抑郁药物应从较低剂量开始,根据治疗效果、不良反应及可能出现的药物相互作用,及时调整药物种类与剂量,在追求效果的同时提高患者的耐受性和依从性。

3. 综合治疗原则

药物治疗虽然是抑郁症治疗的主要手段,但其难以从生物-心理-社会多个层面促进患者的全面康复。为实现抑郁症的终极治疗目标,综合治疗措施是必不可少的。综合治疗是药物治疗、心理治疗、物理治疗、危机干预等治疗措施的协同应用,目的在于提高疗效,改善依从性,预防复发和冲动行为,提高心理应对能力,改善社会功能。

4. 量化评估原则

抑郁症治疗之前应对疾病诊断、病程特点、症状特点,以及影响治疗的躯体状况、患者的主观体验、社会功能、生活质量和经济负担等进行充分评估。治疗过程中定期应用实验室指标及精神科量表(自评量表与他评量表)进行疗效、耐受性及安全性方面的量化评估。

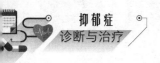

5.优化用药原则

尽量单一使用抗抑郁药物,对难治性或伴有显著非抑郁症状的病例可以联合用药以增加疗效。对于抗抑郁药物剂量的调节,应根据耐受性评估,选择适宜的起始剂量,根据药动学特点制订适宜的药物滴定速度,通常在1～2周内达到治疗剂量。一般维持治疗剂量至4周再根据疗效和耐受性考虑是否换药。换药并不局限在不同种类之间,也可以在相同种类的药物间进行。减停抗抑郁药之前,应充分评估患者既往复发与治疗情况,选择合适的停药时机(如避开高发季节、患者发病时间节点及患者正处于应激事件中等情况)。停药过程应持续数周至数月。

6.联盟治疗原则

抑郁症的治疗与康复涉及院内与院外、家庭与社会,而且彼此信任、支持性的医患关系有助于患者参与治疗,并在治疗过程中充分配合。与患者家庭建立密切的合作关系,最大程度的调动患者的社会支持系统,形成广泛的治疗联盟是有效实施抑郁症全病程治疗的有力保证。

抑郁症全病程治疗的具体过程是什么

1.急性期(8～12周)

临床治愈是急性期治疗的目标,以期最大限度地减少病残率与自杀率。首要步骤是对患者的量化评估,重点包括评估症状严重程度和进展,既往药物和其他治疗方式及疗效的全面回顾。在此基础上采取多元化的综合治疗方式,包括药物治疗、心理治疗、物理治疗及补充或替代药物治疗等。

治疗实施过程中的量化评估也非常重要,需监测的项目如下。

① 是否有残留症状;

② 对自己或他人的"危险"程度;

③ 转躁的线索;

④ 其他精神障碍,包括酒精依赖或其他物质依赖;

⑤ 躯体状况;

⑥ 对治疗的反应;

⑦ 治疗的不良反应;

⑧ 治疗的依从性。

2. 巩固期(4~9个月)

急性期治疗症状缓解后即进入巩固期。巩固期治疗的目标是稳定病情,防止复发,以及进一步改善功能状态。原则上应继续使用急性期治疗有效的药物,并强调治疗方案、药物剂量、使用方法不变。在巩固治疗阶段的抑郁症患者,应严格遵从医嘱按时服药,定期复诊,及时与医生沟通病情的变化。部分患者由于自感恢复良好,便擅自减药或者停药,使得巩固时间不够,极易导致复燃。同时,患者及家属应学会识别抑郁症复燃的征兆,如睡眠减少、兴趣下降、难以体验到愉快感等。患者一旦出现复燃迹象,应及时就医。

3. 维持期(2~3年)

抑郁症治疗从巩固期向维持期的过渡界限并不完全清晰,

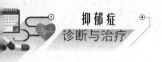

一般巩固期满且患者状态良好即可进入维持期。维持期的治疗目标是防止复发,提升生活质量。维持期治疗一般倾向于 2～3年,多次复发(3 次以上)及有明显残留症状者主张更长时间的维持治疗。维持治疗期间可根据患者情况逐渐减少药物剂量至原治疗剂量的 1/3～1/2。在维持期,药物治疗和心理治疗联合应用比单一使用任何一种方法更能有效地预防复发。如果在急性期和巩固期治疗时应用过心理治疗,维持期治疗可以考虑继续使用,但可减少频率。如果在急性期和巩固期药物治疗效果不理想,但是电休克治疗有效,维持期也可以继续考虑使用电休克治疗。

4. 终止治疗(4～6 年)

为防止因停药导致的抑郁症复发,应在足疗程后选择合适的时机逐步终止治疗。擅自终止治疗、不合理停药均可能导致患者病情波动,甚至复发。医生应根据患者情况,提前告知患者终止治疗的计划及潜在的复发风险,让患者做到心中有数,并确定复发后寻求治疗的预案;停药时要逐渐减量,不可突然停止服药,在旅行或外出时应随身携带药物;避免在患者经历严重的应激性事件时终止治疗,例如婚娶、亲人去世、升学等;停药时要避开抑郁症高发的时节(如秋冬季)及患者发病时间节点。

抑郁症优化用药的具体内容是什么

2015 年出版的《中国抑郁障碍防治指南(第二版)》,对抗抑郁药物的临床优化应用做出了指导。

1. 充分评估与监测

对临床症状、疾病诊断、治疗方案,以及患者的躯体状况、主观感受、社会功能、生活质量、药物经济负担等进行充分的评估;定期应用实验室指标及精神科量表(自评量表和他评量表)进行疗效、耐受性及安全性方面的量化监测。

2. 确定治疗时机

对于不愿接受药物治疗或专业医务工作者认为不需要治疗干预也可以康复的轻度抑郁障碍患者,通常应该在 2 周内再一次评估以决定是否用药。中重度抑郁障碍患者应尽早开始药物治疗。

3. 个性化选择

应根据临床特征个体化选择抗抑郁药,如考虑药物疗效或不良反应的性别差异选择药物种类;考虑不同年龄患者的代谢差异调整药物剂量;对有自杀意念的患者避免一次处方大量药物,以防意外;考虑患者既往用药史,优先选择既往疗效满意的药物种类。

4. 单一应用

通常应尽可能使用一种抗抑郁药。对难治性患者可以联合用药以增加疗效;伴有精神病性症状的抑郁症,应该采取抗抑郁药和抗精神病药合用的治疗方案。

5. 剂量滴定及调整

结合耐受性评估选择抗抑郁药物的起始剂量,根据药物动力学特点制订适宜的药物滴定速度,通常在 1～2 周内达到有效

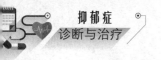

剂量。如果患者在服用抗抑郁药 2 周后症状无明显改善,且药物剂量仍有上调空间,可以结合耐受性评估情况增加药物剂量;对有一定疗效的患者,可以考虑维持相同剂量的抗抑郁药治疗至 4 周,再根据疗效和耐受性决定是否进行剂量调整。

6. 换药时机

对于依从性好的患者,如果抗抑郁药剂量达到个体耐受的最大有效剂量或足量至少 4 周仍无明显疗效,即可确定药物无效可考虑换药。换药并不局限于不同种类之间,也可以在相同种类间进行。如果已经使用 2 种同类抗抑郁药无效,建议换用不同种类的药物治疗。

7. 联合治疗

一般不主张联用 2 种以上抗抑郁药,较少证据表明 2 种以上抗抑郁药联合治疗有效。但当换药治疗无效时,可考虑 2 种作用机制不同的抗抑郁药联合使用以增加疗效,也可以考虑联合非抗抑郁药物,如锂盐、非典型抗精神病药或三碘甲状腺原氨酸等。

8. 停药过程

应强调患者在停药前征求医生的意见,对首次治疗效果好且复发风险低的患者,维持期治疗结束后数周内可逐渐停药;如果存在残留症状,最好不停药。在停止治疗后的 2 个月内复发风险最高,应在停药期间坚持随访,仔细观察停药反应或复发迹象,必要时应快速回到原有药物的有效治疗剂量进行治疗。

抗抑郁药物分为几类

抗抑郁药物的作用机理是调节脑内5-羟色胺(5-HT)、去甲肾上腺素(NA)、多巴胺(DA)等神经递质在突触间的浓度,通过改变中枢神经系统的功能状态,改善抑郁症状。按作用机理,可将抗抑郁药物分为以下几类。

1. 单胺氧化酶抑制剂(MAOIs)

MAOIs通过可逆性地抑制脑内单胺氧化酶的活性,使单胺降解减少,提高脑内NA、DA及5-HT的水平。临床常见药物为吗氯贝胺,应用于抑郁症、焦虑症、反复自杀未遂、儿童多动症、老年性痴呆等精神疾病。MAOIs易出现肝脏毒性、高血压危象、体重增加及认知功能损害等不良反应。该药禁用于嗜铬细胞瘤及甲亢患者,不得与吗啡类麻醉剂(如哌替啶)等配伍应用;不宜与其他类抗抑郁药合用,换用其他抗抑郁药需停药2周以上。

2. 三环类抗抑郁药(TCAs)

TCAs作用机理是抑制神经元对释放于突触间隙的NA和5-HT的再摄取,保持突触间隙单胺含量的高浓度而产生抗抑郁作用。此类药物主要有阿米替林、丙咪嗪、多塞平和氯米帕明。由于TCAs类药物会阻断多种递质受体,因此会出现较多不良反应,如抗胆碱能反应(尿潴留、便秘、认知损害)、体位性低血压和镇静等。临床上因体位性低血压及镇静作用导致老年人发生

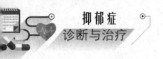

摔倒的案例也时有报道。

3. 四环类抗抑郁药（TeCAs）

TeCAs 的代表药物为马普替林和米安色林。该类药物与 TCAs 类有着相似的化学结构和治疗作用,治疗抑郁症的作用机理为抑制突触前 α_2 受体而使突触前 NE 释放增多,较少发生抗胆碱能反应。此类药物适合老年抑郁症患者选用,但剂量应低于年轻患者,一般以每晚一次服用为宜。常见不良反应为头晕、嗜睡,粒细胞下降也有报道。

4. 选择性 5-羟色胺再摄取抑制剂（SSRIs）

SSRIs 的作用机理为选择性抑制中枢神经突触前膜对 5-HT 的再摄取,增加突触间隙处的 5-HT 浓度,从而达到抗抑郁的目的。与 TCAs 类相比,SSRIs 具有较高的安全性和耐受性,且此类药物对焦虑症状有效,是全球范围内公认的一线抗抑郁药。常见不良反应为食欲减退、失眠、焦虑、恶心、腹泻、性功能减退及头痛等。目前此类药物已达三十多种,代表药有氟西汀、帕罗西汀、舍曲林、氟伏沙明、西酞普兰及艾司西酞普兰。

5. 5-羟色胺和去甲肾上腺素再摄取抑制剂（SNRIs）

SNRIs 是通过抑制 5-HT 和 NE 的再摄取而发挥抗抑郁作用,高剂量时还产生对 DA 再摄取抑制作用。此类药物的特点是疗效与剂量有更为密切的相关性,低剂量时作用谱窄、不良反应与 SSRIs 类似,剂量增加后作用谱加宽,但不良反应也相应增加。该类药物起效时间较快,对难治性抑郁有较好的治疗效果,对焦虑、强迫症状也有效。常见不良反应为头痛、头晕、口干、厌食、恶心、便秘、出汗、失眠、乏力、震颤、视物模糊及血压升高等。

此类药物在临床应用较多的有文拉法辛及度洛西汀。

6. 去甲肾上腺素能和特异性 5-羟色胺能抗抑郁药(NaSSAs)

NaSSAs 主要通过间接特异性激活 5-HT 受体,提高脑细胞神经递质水平;阻滞中枢 NE 能神经元末梢突触前膜自身受体及 5-HT 能神经末梢突触前膜异体受体,从而促进 NA 及 5-HT 释放,发挥抗抑郁作用。该类药物的主要不良反应包括嗜睡、过度镇静、口干、食欲和体重增加等,代表药物为米氮平。

7. 去甲肾上腺素与多巴胺再摄取抑制剂(NDRIs)

NDRIs 主要通过对 NE 与 DA 的再摄取抑制,增加突触间隙处 NE 与 DA 的浓度,从而达到抗抑郁的目的。此类药物抗抑郁疗效与三环类药物相当,并可减轻对烟草的渴求,减轻戒断症状,是 FDA 批准的唯一以口服方式治疗尼古丁成瘾的药物。该类药物皮肤不良反应(如荨麻疹、瘙痒)的发生率高,高剂量可能会导致癫痫发作,代表药物为安非他酮。

8. 选择性去甲肾上腺素再摄取抑制剂(NRIs)

NRIs 能有效阻滞去甲肾上腺的再摄取并能阻断 α_2 受体,其疗效与 TCAs 和 SSRIs 相同,但不良反应较少。本类药物的代表品种为瑞波西汀,由 Pharmacia 公司开发,于 1997 年在英国上市,为该类药中唯一的上市药,并已在世界多个国家作为抗抑郁药使用。

9. 褪黑素受体(MT_1、MT_2)激动剂及 5-HT$_{2c}$受体拮抗剂

褪黑素受体(MT_1、MT_2)激动剂和 5-TH$_{2c}$受体拮抗剂(阿戈美拉汀)是新近在中国上市的抗抑郁药物,对抑郁症状疗效较好,同时可改善焦虑、失眠症状,不良反应较少。该类药物常

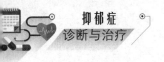

见的不良反应有头痛、恶心、乏力、肝损伤等,对性功能的影响较小。

10. 其他类抗抑郁药物

5-HT_{2A}受体拮抗剂及 5-HT 再摄取抑制剂(SARIs)类药物的代表为曲唑酮,特点是镇静和抗焦虑作用比较强,没有 SSRIs 类药物常见的不良反应,特别是对性功能没有影响。噻奈普汀是作用机制不同于现有各种抗抑郁药的非典型药物,其独特的药理作用为增加突出前膜 5-HT 的再摄取,增加囊泡中 5-HT 的贮存,且改变其活性,使突触间隙 5-HT 浓度减少,而对 5-HT 的合成及突触前膜释放无影响,能改善抑郁伴发的焦虑症状,不良反应少。

另外,草药也逐渐得到广泛应用,目前世界上认可并广为应用的是圣约翰草,其活性成分是金丝桃素,具有多种抗抑郁机制,同时抑制突触前膜对 NE、5-HT 和 DA 的重吸收,使突触间隙内三种神经递质浓度增加,同时还轻度抑制单胺氧化酶和儿茶酚胺-O-甲基转移酶,从而抑制神经递质过度的破坏。常见不良反应为胃肠道反应、头晕、疲劳和镇静,严重者出现皮肤光过敏反应。

常用抗抑郁药物有哪些

1. 马普替林

马普替林是 TeCAs 类广谱抗抑郁药,适用于各类抑郁症,能够提高情绪、缓解焦虑和精神运动阻滞。治疗剂量为每天100～250 mg，不良反应有口干、便秘、视力模糊、心动过速、头晕、震颤、睡眠障碍、皮肤过敏，偶可诱发躁狂。青光眼、前列腺肥大、癫痫及心、肝、肾功能不良者慎用。不宜与MAOIs和抗胆碱能药物合用，可降低胍乙啶的降压作用。孕妇及哺乳期妇女禁用，老年患者剂量酌减。

2. 氟西汀

氟西汀是SSRIs类抗抑郁药，是唯一被FDA批准用于治疗青少年抑郁症的SSRIs。该药可用于不典型抑郁症、疲乏和精力不济的患者，以及进食或情绪障碍儿童。SSRIs治疗心肌梗死后抑郁可减少心脏事件的发生，提高生存率。不适用于治疗厌食、激越及失眠的患者。该药的剂量范围为每天20～60 mg，起效时间通常为3～4周，不良反应主要为激越、焦虑和胃肠道症状，不能与MAOIs合用。

3. 帕罗西汀

帕罗西汀是SSRIs类抗抑郁药，是作用最强的5-HT再摄取抑制剂，靶症状为抑郁、焦虑、失眠及惊恐发作等。该药耐受性好，可用于治疗伴有焦虑、失眠及焦虑抑郁混合的抑郁症与强迫症患者，起效时间为2～4周。常见不良反应包括性功能障碍、恶心、失眠、镇静、激越、震颤、头痛、头晕、出汗等，严重不良反应有癫痫发作，诱发躁狂和激活自杀观念。该药的剂量范围为每天20～50 mg，停药应缓慢，以免出现撤药反应。

4. 氟伏沙明

氟伏沙明是SSRIs类抗抑郁药，靶症状为抑郁和焦虑情绪。

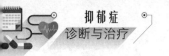

该药的优势是可以快速发挥抗焦虑和抗失眠作用,可治疗抑郁焦虑混合的抑郁症患者及强迫症患者。氟伏沙明治疗抑郁症的剂量为每天 100～200 mg,强迫症的剂量为每天 100～300 mg,合并用药时会增加 TCAs、卡马西平和苯二氮䓬类药物的血浆水平,应减量使用。不应与 MAOIs 合用。

5. 西酞普兰和艾司西酞普兰

西酞普兰和艾司西酞普兰是 SSRIs 类抗抑郁药,靶症状有抑郁、焦虑、惊恐发作、回避行为、再经历、警醒及睡眠障碍,疗效与其他抗抑郁药相当,不良反应小,较少引起 TCAs 相关的抗胆碱能或心血管不良反应,更适于伴发其他疾病的抑郁症患者、老年患者,以及使用其他 SSRIs 过度激活或镇静的患者。西酞普兰的治疗剂量为每天 20～60 mg,艾司西酞普兰为每天 10～20 mg。

6. 舍曲林

舍曲林是 SSRIs 类抗抑郁药,该药对不典型抑郁症(睡眠过多、食欲增加),以及伴疲乏和精力不济的抑郁症效果较好,不宜用于肠易激综合征的患者。该药对伴有心脏疾病的抑郁症患者安全有效,治疗 60 岁以上抑郁患者的疗效明显优于其他 SSRIs,同时还有助于改善认知功能。治疗剂量为每天 50～200 mg,不良反应小,有肝脏损害的患者应减量。不推荐用于孕妇及哺乳期孕妇。

7. 文拉法辛

文拉法辛是 SNRIs 类抗抑郁药,靶症状为抑郁、焦虑、动力缺乏、兴趣降低、睡眠障碍等。现有普通制剂和缓释剂两种剂型,缓释剂在胃肠道释放缓慢,血药浓度波动小,不良反应较少,患者更易耐受。该药治疗剂量为每天 75～225 mg,对于迟滞性抑郁、不典型抑郁和伴焦虑的抑郁,文拉法辛治疗较 SSRIs 的缓解率更高。伴躯体症状(如疲乏和疼痛)及 SSRIs 治疗无效的患者,可尝试换用文拉法辛治疗。主要不良反应包括失眠、激越、胃肠道不适及血压升高等。

8. 度洛西汀

度洛西汀是 SNRIs 类抗抑郁药,治疗剂量为每天 20～60 mg,适应证主要为抑郁症与糖尿病性周围神经痛,还可治疗压力性尿失禁。常见不良反应为恶心,可引起轻微的血压升高,肾脏清除率低于 30 ml/min,或有肝功能异常的患者应慎用或禁用。度洛西汀治疗抑郁症的痊愈率与 SSRIs 相当,对其他抗抑郁治疗无效或效果差的患者也可能有效。

9. 曲唑酮

曲唑酮是 SARIs 类抗抑郁药,适应证包括抑郁症、失眠和焦虑症。该药的治疗剂量为每天 50～400 mg,优点是治疗失眠时起效快,能调整睡眠结构,改善日间功能,可长期使用不产生耐受性、依赖或撤药症状,极少引起性功能障碍。不适用于乏力、睡眠过多和难以忍受镇静不良反应的患者。该药抗胆碱能和心血管不良反应较少见,对老年患者较为适用。嗜睡、直立性低血压、心律失常等不良反应较为常见,少数患者会出现阴茎异常勃起。慎用于有肝脏损害的患者和儿童,不推荐用于心肌梗死的恢复期。

10. 米氮平

米氮平是 NaSSAs 类药物,对伴明显失眠和焦虑的抑郁症患者疗效较好,可明显改善食欲和睡眠状况。该药的治疗剂量为每天 15～45 mg,耐受性较好,对抑郁症的疗效与 TCAs 和 SSRIs

相当,对焦虑、激越和躯体化症状也有改善作用。该药易引起镇静、体重增加等不良反应。与 MAOIs 合用可引起 5-TH 综合征。

11. 安非他酮

安非他酮是 NDRIs 类药物,因其转躁狂可能性小,故适用于双相情感障碍抑郁相患者。治疗剂量为每天 150~450 mg,约在第 3 周起效,疗效与帕罗西汀相似。本药的优点是无抗胆碱能不良反应,无镇静作用,不增加体重,心血管不良反应小,不引起性功能改变。需要注意的是可能会引起精神病性症状或癫痫大发作。

12. 阿戈美拉汀

该药为第一个褪黑激素能抗抑郁药,治疗剂量为每天 25~50 mg,优点是耐受性较好,起效较快,同时可改善焦虑、失眠症状,常见的不良反应有头痛、恶心、乏力、肝损伤等,对性功能的影响小。

使用抗抑郁药治疗安全吗

抗抑郁药对身体健康的影响是患者较为关心的问题。目前临床上常用的抗抑郁药物有三环类抗抑郁药物(TCAs),选择性 5-羟色胺再摄取抑制剂(SSRIs), 5-羟色胺和去甲肾上腺素再摄取抑制剂(SNRIs),以及去甲肾上腺素能和特异性 5-羟色胺能抗抑郁药(NaSSAs)等。SSRIs、SNRIs、NaSSAs 是近十多年来临床上使用最广泛的三类抗抑郁药。阿米替林、丙咪嗪、多塞平等

TCAs 类抗抑郁药物疗效明确,但不良反应也十分突出,常见的有抗胆碱能不良反应(如口干、便秘、视力模糊等)及心血管系统不良反应(如低血压、心电图改变、心肌损害等),更严重的是药物一旦过量,可因严重不良反应而致患者死亡。尤其让人担心的是,一些抑郁症患者在严重的消极观念支配下,通过积攒这类药物顿服而达到自杀的目的。SSRIs、SNRIs、NaSSAs 等抗抑郁效果不逊于 TCAs 类抗抑郁药物,更大优势在于不良反应少而轻,几乎没有抗胆碱能及心血管系统不良反应。

很多患者担心服药后产生依赖而停药,一般来讲抗抑郁药物不会导致药物依赖。药物依赖最重要的特征是难以摆脱和对身心造成伤害,而抗抑郁药物都是可以在患者病情稳定且巩固后,通过逐渐减量的方式彻底停药。

总之,任何一种药物都有可能对人体造成伤害,医生会根据患者病因、病情、体质、家族遗传史、药物的成分,以及药物禁忌、不良反应、相互作用等因素做出综合评估,准确的选择和使用药物,将药物伤害降到最低程度。抗抑郁药物虽然有一定的不良反应,但医生可通过调整用药方案将不良反应降到最低,且不良反应都会在彻底停药后逐渐消失。所以遵从医嘱治疗是抑郁症患者用药安全的前提。

如何选择合适的抗抑郁药

在临床工作中,为在达到临床治愈目标的同时最大限度地

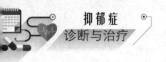
减少药物不良反应,应根据患者个体差异和药物特性选择合适
的抗抑郁药物。药物选择时应着重考虑以下几点因素。

1. 既往经验

首先应选用患者既往服用疗效好的,或患者近亲属中使用
有效的药物。抗抑郁药的有效率在 70% 左右,也就是说如果更
换药物,就可能多承担 30% 药物无效的风险,还有出现不良反应
的风险。有研究显示,患者对抗抑郁药的反应性有遗传性特质,
一级亲属之间抗抑郁药的疗效类似,有效率高于一般群体患者。
因此,临床上选择药物可以参考患者近亲属对药物的反应性进
行决策以期更快控制病情。

2. 共病情况

患者共存的其他精神症状也是选择药物时必须考虑的因
素之一,共病强迫症状时,可考虑选用 TCAs 类药物的氯米帕
明,或 SSRIs 类药物的帕罗西汀、氟伏沙明等;伴有失眠时,可
选用镇静作用较强的抗抑郁药,如米氮平、曲唑酮等。有的药
物作用机制较复杂,影响的神经递质较多,比如文拉法辛、度
洛西汀,这些药物可能更适合那些症状比较复杂的患者,如抑
郁伴焦虑、伴疼痛或躯体不适的患者,而且对难治性抑郁症可
能更有效。正确处理共病,选择合适的药物可以让患者在短
期内体验到治疗效果,增强治疗信心,从而进一步提高依
从性。

3. 代谢特点

选药时必须考虑药物的药代动力学特点。大多数抗抑郁药
物均能被小肠很好吸收,有广泛的首过代谢效应,分布容积大,

蛋白结合力高,通过肝药酶代谢,由肾脏排泄。短效药物对有严重药物反应或药物相互作用需尽快清除药物的患者有益,而长半衰期的药物停药时较少或不引起戒断症状。

4. 药物相互作用

临床上,抑郁症患者还常常合并有躯体疾病,在使用抗抑郁药的同时还可能联用其他的药物。如果选药不当,药物之间的相互作用可能会引起严重的不良反应,导致严重后果。例如,MAOIs 与拟交感神经能药物(如多巴胺能药物)合用可能会引起高血压危象,与麻醉药尤其是哌替啶合用可能会出现致死反应;SSRIs 与其他能增强 5-HT 的药物(如 MAOIs、L 色氨酸)合用可能会引起 5-HT 综合征甚至致死。

5. 躯体状况

患者伴有某些躯体疾病也会影响抗抑郁药物的选择,如癫痫患者不应选用安非他酮;心脏传导功能异常者在使用所有抗抑郁药物时都会有医源性及可预测性的不良反应。一些老年患者,往往伴有高血压、糖尿病等躯体疾病,抗抑郁药的不良反应会升高血压,或影响代谢而升高血糖。

6. 经济状况

在临床实践中,虽然新型抗抑郁药的疗效肯定,安全性和耐受性都很好,但费用相对较高,许多患者无力支付治疗时尤其是长程治疗时的费用。昂贵的治疗费用也会和药物的不良反应一样影响患者治疗的依从性,从而产生因停药所导致的复发率增高。

如何应对抗抑郁药物常见不良反应

1. 激越反应

抗抑郁药治疗初期,患者的焦虑、激越及易激惹症状可能会较前加重。约65%的患者在服用5-HT或NE能抗抑郁药初期出现上述状况。若患者由此相信药物可能加重其病情,治疗可能将因此被中断。缓慢加量可有效预防这一症状,针对存在焦虑症状的患者更需如此。鉴于此反应具有时间自限性,患者可静心等待耐受性提高,也可以临时联用苯二氮䓬类药物及普萘洛尔缓解激越反应。

2. 消化道症状

患者在服用新型抗抑郁药后出现恶心的比例为25%,其中文拉法辛及SSRIs更为常见,而安非他酮、米氮平及瑞波西汀则相对少见。大部分患者服药2～3周后恶心症状即逐渐消失,但仍有1/3患者可持续存在。分次服药、与食物同服或将大部分剂量安排在临睡前服用有助于减轻这一症状,进食含姜的食物、服用雷尼替丁及奥美拉唑也有一定的缓解作用。约15%的患者在服药过程中可能出现腹泻症状,可以短期服用止泻药物,对于症状持续存在的患者,最好调换抗抑郁药物的种类。5%的患者存在便秘的情况,可通过加强身体锻炼,多饮水及进食纤维素缓解这一不良反应,必要时也可使用润肠药物。

3. 体重增加

体重增加是长期服用抗抑郁药所引起的另一种常见不良反应。大部分抗抑郁药仅导致轻度体重增加,但米氮平、阿米替林及帕罗西汀等药物的此项不良反应较为严重。安非他酮是唯一可降低体重的抗抑郁药。应对策略是:合理摄入饮食,限制糖类、脂肪类食物,多食高纤维、低能量的食物;适当增加活动量,多消耗体内热量;消除不健康的生活习惯,合理制订饮食、运动计划,并实施监督与自我监督;必要时根据医嘱减药或换药。

4. 心血管不良反应

TCAs 类抗抑郁药物对心血管系统的影响最为突出,可导致心律失常、心动过速、体位性低血压等;西酞普兰、艾司西酞普兰可引起 Q-Tc 延长;曲唑酮、米氮平、马普替林和 MAOIs 可引起体位性低血压,导致头晕、摔倒;文拉法辛、去甲文拉法辛和度洛西汀可能引起血压升高。患者在服药前进行心电图检查,在治疗过程中随访心电图,观察心脏传导的变化。定期监测血压,如出现血压升高,对于症状控制良好的患者,建议合并使用降压药,如果血压控制平稳则不必换药;对于抑郁症状控制不理想的患者,或合并降压药血压控制不良者,应考虑更换抗抑郁药物。

5. 泌汗

约 20% 患者服用抗抑郁药后出现过度泌汗的现象,主要集中在头皮、面部、颈部及胸部,常呈阵发性。瑞波西汀、文拉法辛及安非他酮此项不良反应最常见,帕罗西汀及米氮平则较少出现这一现象。轻度的泌汗增多,无须特殊处理。如泌汗多且持续时间长,已影响到患者的日常生活,可考虑服用药物缓解此项

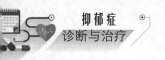

不良反应,如5-HT能拮抗剂赛庚啶、抗肾上腺素能药物可乐定、抗胆碱能药物苯托品和格隆溴胺等。

6. 性功能障碍

抗抑郁药可影响性功能的某个方面,如性欲下降、性唤起困难、射精延迟、性感缺失及勃起功能障碍等。若服用的是半衰期短的抗抑郁药,如舍曲林或帕罗西汀,则可以考虑过一个"药物假日",即若干天内不服药,以临时恢复性功能。这一方式可改善半数患者的性功能及对性生活的满意度。存在抗抑郁药相关勃起功能障碍的男性患者,可服用西地那非及他达拉非改善性功能。女性患者,睾酮皮贴可以增加令其满意的性生活频率。多数患者停服抗抑郁药物后性方面的不良反应会消失,但对于少部分患者而言并非如此。此时,心理因素可能起到了一定作用,需加以引导。

7. 镇静

TCAs 和米氮平的镇静效应较为显著,而 SSRIs 及 SNRIs 则相对较弱。有时患者需要抗抑郁药的镇静作用,但这一效应在很多时候又很麻烦。针对这一不良反应,首先可考虑降低药物剂量,或在睡前服药。若上述方法难以奏效,则可考虑换用镇静效果较弱的抗抑郁药,如安非他酮、SSRIs 或 SNRIs。针对睡眠过多及疲劳的患者,联用莫达非尼可改善其觉醒度。

如何预防 5-HT 综合征

5-HT 综合征是抗抑郁药物罕见的、严重的不良反应之一,是由于中枢神经系统 5-HT 功能亢进所引起的一组症状和体征,表现为认知功能改变、神经肌肉异常、自主神经功能不稳定三联征。严重者可出现恶性高热、心源性休克甚至死亡。为有效避免 5-HT 综合征的发生,应按抗抑郁药物优化治疗原则规范选药、用药。

1. 单一用药

尽量选择单药治疗,避免多种 5-HT 能药物同时使用。换药时要充分考虑前一种药物的代谢情况,避免在更换药物时由于前一种药物尚未充分代谢而导致 5-HT 蓄积诱发 5-HT 综合征。一般至少在一种 SSRIs 及其活性代谢产物约 5 倍的半衰期之后,才能服用另一种 5-HT 能药物。以氟西汀为例,如换用 MAOIs 药物应给予至少 5 周的清洗期。

2. 慎重联用

应避免有可能诱发 5-HT 综合征的药物之间(含非 5-HT 能药物)联合用药。如果不得不联合用药,要充分了解药物相互作用,预估 5-HT 综合征发生的可能性,并与患者及其家属充分沟通。开始联合用药后,应密切观察患者对药物的反应,一旦出现体温、肌张力变化等 5-HT 综合征先兆症状,应及时处理(如停药)。

3. 特殊情况用药

高龄患者,或伴有高血压、动脉硬化、血管内皮受损的患者,或经常服用多种药物的患者,发生 5-HT 综合征的风险高于年轻人与健康人群。因此,在应用 5-HT 能药物时更应格外慎重,应在专业医生的严格监控下使用,及早发现 5-HT 综合征症状,及

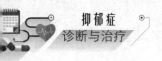

时停药,并及时进行治疗。

5-HT 综合征常有一定的自限性,症状轻的患者在药物停用后症状会逐渐消失。对于症状严重的患者,应急性支持治疗,必要时需给予 5-HT 拮抗剂赛庚啶、肌肉松弛剂硝苯呋海因(丹曲林)、劳拉西泮以及二甲麦角碱等药物治疗。

如何防治撤药综合征

抗抑郁药物虽非成瘾性药物,但突然停止使用时,部分患者会出现一系列的不适症状,常在中断治疗后1~3日内发生,称为撤药综合征。

1. 主要表现

SSRIs/SNRIs 撤药综合征常见症状如下。

① 恶心、呕吐、腹泻等胃肠道症状;

② 头昏、头重脚轻、眩晕等平衡症状;

③ 流感样症状、头痛、震颤、出汗、厌食等一般躯体症状;

④ 感觉倒错、麻木、电击样感觉、头部"急流"感觉、视力模糊等感觉症状;

⑤ 易激惹、焦虑、激越、情绪低落、哭泣等情感症状;

⑥ 嗜睡、失眠、噩梦、多梦等睡眠障碍。

TCAs 撤药综合征常见胃肠道症状、一般躯体症状、情感症状、睡眠障碍,而不平衡感及感觉症状少见。

MAOIs 撤药综合征较其他抗抑郁药严重,常见症状包括抑郁症状恶化,急性意识错乱状态伴有定向力障碍、妄想及幻觉、焦虑症状,听觉过敏及人格解体等。

2. **影响因素**

撤药综合征的发生通常受到以下几个因素的影响。

(1) 药物的半衰期:通常来说,药物的半衰期越短,发生撤药综合征的概率越大。以 SSRIs 为例,帕罗西汀、舍曲林突然停用导致的撤药症状较多见,而氟西汀极少。

(2) 药物的镇静作用:药物的镇静作用越强,发生撤药综合征的概率越大。部分抗抑郁药物对 H 受体有很强的亲和性,镇静作用强,常需逐渐停药,以避免发生撤药综合征。

(3) 焦虑和躯体不适症状:伴有焦虑和躯体不适症状的患者,发生撤药综合征的概率较大。

另外,患者性别、年龄、心理及躯体状况对撤药综合征的发生也有一定影响。

3. **防治措施**

症状轻者不需要特殊治疗,可告知患者撤药综合征的特点,消除其顾虑。症状呈中至重度时可对症治疗,如失眠可短期应用苯二氮䓬类药物。TCAs 撤药综合征可使用抗胆碱能药物治疗,如口服阿托品 0.3～0.6 mg,每日 3 次,或苯甲托品(甲磺酸苯扎托品)2～4 mg,每晚睡前服用。症状严重时,可恢复原用抗抑郁药,撤药症状通常可在 24 小时内缓解,然后进一步放慢速度再次撤药。除氟西汀外,其他药物停药应逐渐减量,不可骤然停药。为防止撤药综合征的发生,专家给出了抗抑郁药的缓慢减量方案,见表 12。

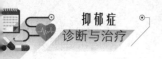
表 12　抗抑郁药物的缓慢减量方案

药　物		建议的减量方案
MAOIs	苯乙肼	每 2 周减少 15 mg/d 或每周减少 10%
TCAs		需 3 个月时间逐渐减量
SSRIs	氟西汀	不必要缓慢减量
	帕罗西汀	每 5～7 d 减少 10 mg/d,直至停药前达到最终剂量 5～10 mg/d
	舍曲林	每 5～7 d 减少 50 mg/d,直至停药前达到最终剂量 25～50 mg/d
SNRIs	文拉法辛	每 5～7 d 减少 25 mg/d,直至停药前达到最终剂量 25～50 mg/d
	文拉法辛缓释剂	每周减少 37.5～75 mg/d,直至停药前达到最终剂量 37.5 mg/d

抑郁症的物理治疗方法有哪些

1. 无抽搐电休克治疗（MECT）

MECT 治疗是在全身麻醉的前提下,用适量电流刺激大脑,引起广泛的脑电改变,以达到治疗精神症状的目的。对于伴有精神病性症状、紧张综合征、拒食、有自杀风险,或需要快速控制症状的患者,MECT 可以作为首选治疗方法。对于那些心理治疗和药物治疗效果欠佳的重度抑郁症患者,应考虑 MECT 治疗。对于合并多种躯体疾病并接受其他药物治疗的老年抑郁症患者,以及既往对电休克治疗有效,或更愿意接受这种物理治疗的患者,MECT 治疗也是有效和安全的。

MECT 治疗为每周 2~3 次,急性期治疗从每日 1 次过渡到隔日 1 次或起始就隔日 1 次,通常 8~12 次为一个疗程,一般不超过 20 次。在症状完全缓解或达到平台期前,不要中断治疗,否则病情更容易复发。

2. 经颅磁刺激治疗(TMS)

TMS 是一种无痛、无创的治疗方法,磁信号可以无衰减地透过颅骨而刺激大脑神经。根据 TMS 刺激脉冲不同,可以将 TMS 分为三种刺激模式:单脉冲 TMS(sTMS)、双脉冲 TMS(pTMS)及重复性 TMS(rTMS)。rTMS 主要是通过改变刺激频率达到兴奋或抑制大脑局部皮质功能的目的,是治疗抑郁症的一种常用物理方法。2008 年 10 月美国 FDA 批准 rTMS 用于治疗抑郁症,主要应用于抗抑郁药物治疗效果不理想的患者。rTMS 治疗为每天 1 次,每周 5 天,2~3 周为一疗程。

3. 电针治疗(EA)

EA 是在针刺腧穴得气的基础上,给予接近人体生物电的微量电流刺激以防治疾病的一种疗法。它的优点是针与电两种刺激相结合,相互协同增强效果;易掌握刺激参数;代替手法置针,节省人力。有研究认为,EA 合并抗抑郁药比单纯应用抗抑郁药具有起效快、症状消失更彻底的优势。EA 治疗因不良反应小,操作较为简便,在患者康复期具有较高的应用价值。

临床应用中,可按传统针灸理论,循经选穴、辨证施治,也可选择常用取穴部位即百会和印堂穴。每次治疗持续通电 15 分钟左右,从低频到中频,至患者出现酸、胀、热等感觉或局部肌肉作

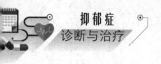

节律性的收缩即达到合适频率。

4. 光照治疗(LT)

阳光与人类健康的关系极为密切,它可以调节人体生理节律,改变人的情绪,破坏或修补细胞内的遗传物质,改善身体机能。人的生理节律主要由大脑中的松果体分泌褪黑素进行调节。光照是体内褪黑素有节奏分泌的必要条件,在维持生理节律中发挥了必不可少的作用。

LT 在临床上主要用来治疗季节性抑郁症。常用治疗方法是采用 10 000 lx 光疗盒,每日 30 分钟,或 2 500 lx,每日 1～2 小时。尽量在清晨醒后进行治疗,或在白天某一固定的时间进行照射,持续 2～4 周可取得平稳的抗抑郁效果。另外,LT 对非季节性抑郁症有肯定的辅助治疗作用。

除了以上治疗方法外,还有一些其他非药物治疗方法,如运动疗法、阅读疗法及 ω-3 脂肪酸治疗等。

抑郁症的心理治疗方法有哪些

1. 行为治疗

行为治疗也称行为矫正法,是建立在行为学习理论基础上,以减轻或改善患者症状或不良行为为目标的一类心理治疗技术的总称。行为治疗基本理论为:异常行为和正常行为一样,是通过学习、训练和后天培养而获得的,自然也可以通过学习和训练来改变或消失。主要技术如下。

(1) 行为强化法:是建立在操作条件反射理论上的一种行为学习方法,用正强化的方法可以塑造想要建立的行为,用惩罚可以帮助减少不适当的行为。

(2) 系统脱敏训练:是采用循序渐进的方式,使个人对本来感到紧张、害怕的事物逐渐失去敏感性,达到处之泰然的效果。

(3) 调息放松训练:又叫深呼吸放松法,简单易行,却非常有效,因此被称为放松第一法。调息放松法的关键是将胸式呼吸变为腹式呼吸,血液循环将恢复正常,充足的氧气将随着血液流向全身,使紧张时的生理反应消失。

(4) 想象放松训练:是通过想象一些安宁、舒缓、愉悦的情景来达到身心放松的目的,体验者要尽量运用各种感官,观其形、听其声、嗅其味、触其柔……恰如亲临其境。

2. 认知疗法

认知疗法是 20 世纪 60 年代发展起来的心理治疗技术,是根据认知过程影响情感和行为的理论,应用认知和行为干预技术,通过改变人们的不合理想法来调整不良情绪和不适应行为,达到克服心理障碍、促进心身健康的一类心理治疗方法。目前常用的认知疗法包括 Beck 认知疗法、Ellis 理性情绪疗法等。

(1) Beck 认知疗法:该技术根据认知过程影响情绪和行为的理论假设提出基本治疗理念,认为当个体的认知过程出现偏差,就会出现不良的情绪和不适应的行为,如果要改变个体不良的情绪和行为,就必须修正功能失调的认知。因此,认知疗法关注点不仅仅是适应不良的情绪和行为,更重要的是产生不良情绪和行为的认知。

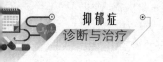
(2) Ellis 理性情绪疗法：Ellis 理性情绪疗法是帮助患者解决因不合理信念产生的情绪困扰的一种心理治疗方法。基本人性观认为人既是理性的，也是非理性的，任何人都可能或多或少地具有某些非理性观念。只不过这些观念在那些有严重情绪障碍的人身上表现得更为明显和强烈，他们一旦陷入这种严重的情绪困扰状态中，往往难以自拔，这就需要对之应用理性情绪疗法加以治疗。ABCDE 反驳记录是 Ellis 设计出的一种理性情绪治疗自助量表。量表中有 ABCDE 5 项内容，5项内容均由当事人自己填写和完成。它们代表的内容如下。

A：诱发事件；

B：当事人在遇到事件后的信念；

C：当事人的情绪与行为的反应；

D：对自己不合理信念的反驳；

E：辩论后的情绪与行为变化。

如 A 不愉快事件：小王与我能力、工作表现差不多，但他得到了提拔，我怎么也想不通。B 念头：为什么不提拔我呢？对了，他比我会拍马屁，这年头小人得志。C 后果：觉得非常沮丧、泄气，工作提不起劲，对领导布置的任务有抵触心理。D 反驳：他确实人际关系处理得比我好，我要努力学习社交的技巧，不断提高自己为人处世的能力。E 激励：我对自己的能力非常自信，我相信通过自己的努力，我一定能成功。

3. 家庭治疗

家庭治疗是旨在矫正家庭系统内人际关系的一类治疗方法，以整个家庭为对象来规划和治疗，目标是协助家庭消除异常、病态情况,以执行健康的家庭功能,属于广义团体心理治疗的范畴。家庭治疗的特点:一是不着重于家庭成员个人的内在心理构造与状态分析,而将焦点放在家庭成员的互动与关系上;二是从家庭整体角度去解释个人的行为与问题;三是个人的改变有赖于家庭整体的改变。当前家庭治疗主要分为结构式家庭治疗、策略式家庭治疗、体验式家庭治疗和系统式家庭治疗等。结构式家庭治疗时必须坚持三个基本原则:一是针对整个家庭成员,进行集体治疗,纠正共有的心理病态;二是确诊的患者所存在的问题只不过是症状而已,其家庭本身才是真正的患者;三是医生的任务在于使每个家庭成员了解家庭病态情感结构,改善和整合家庭功能。

4. 其他治疗

(1) 认知行为治疗(cognitive behavioral therapy, CBT):认知行为治疗是一种通过诘难或挑战抑郁症患者对自我、周围环境和未来的不合理信念及错误态度来减轻抑郁症状,鼓励患者在现实生活中改变不恰当的认知与行为的限时、强化、侧重症状的心理治疗技术。

(2) 人际心理治疗(interpersonal psychotherapy, IPT):人际心理治疗是一种侧重于抑郁症患者目前的生活变故(如失落、角色困扰与转换、社会隔离和社交技巧缺乏),调整与抑郁发作有关人际因素的限时心理治疗。

(3) 精神动力学治疗 (psychodynamic psychotherapy, PPT):精神动力学治疗是建立在精神分析原理基础上的一种心理治疗,其核心是假设一些有意识或无意识的情绪和防御机制

导致了抑郁障碍的不良情绪和认知状态的发生、发展。通过对这些因素的内省,如认识并理解这些躯体和精神症状的来源及对行为的影响,从而改善疾病。

有研究认为以上各类心理治疗对轻、中度抑郁症的疗效与抗抑郁药疗效相仿,但严重的抑郁症须在药物治疗的基础上联合使用。对于慢性抑郁,心理治疗的疗效可能逊于药物治疗,但其有助于改善患者的社交技能及与抑郁相关的功能损害。

老年性抑郁症的治疗应注意什么

除了遵循抑郁症的一般治疗原则外,老年性抑郁症的治疗要特别注意老年人的病理、生理及心理特点。

舍曲林、西酞普兰、艾司西酞普兰等药物临床应用较多,疗效肯定、不良反应少,抗胆碱能及心血管系统不良反应轻微,老年患者耐受好,可长期维持治疗。文拉法辛、度洛西汀亦可应用于老年性抑郁症治疗,不足之处在于高剂量时可以引起血压升高,在使用时应缓慢加量,并监测血压变化。米氮平能显著改善睡眠质量,适用于伴有失眠、焦虑症状的老年性抑郁症患者。阿戈美拉汀通过调节生物节律也可改善老年患者的抑郁情绪。三环类药物,因明显的抗胆碱能作用及对心脏的毒性作用,易产生严重不良反应,故不推荐应用于老年性抑郁症的治疗。

老年性抑郁症的治疗尤其强调单一药物治疗,对于难治性的老年性抑郁症可考虑联合用药,如联合小剂量的非典型抗精神病药(奥氮平、喹硫平、利培酮等),但应注意监测肝功能、肾功能、血糖、血脂等指标,同时注意药物间的相互作用。老年患者抗抑郁药物的起始剂量一般低于成年患者,滴定时需注意药物蓄积作用。老年人对药物的吸收、代谢、排泄等能力较差,血药浓度往往较高,易引起较为严重的不良反应。

心理治疗能改善老年性抑郁症患者的无助感、无力感、自尊心低下及负性认知,常用的方法包括认知行为治疗、人际心理治疗、支持心理治疗等。MECT 适用于老年患者中自杀倾向明显者、严重激越者、拒食者及抗抑郁药治疗无效者。

儿童青少年抑郁症的治疗该注意什么

治疗儿童青少年抑郁症应坚持抗抑郁药与心理治疗并重的原则。心理治疗适合不同严重程度的儿童、青少年抑郁症患者,有助于改变认知、完善人格,增强应对困难和挫折的能力,最终改善抑郁症状、降低自杀率、减少功能损害。规范、系统的认知行为治疗和人际心理治疗对于儿童、青少年抑郁症有效,支持性心理治疗、家庭治疗也有一定疗效。

没有一种抗抑郁药对儿童和青少年绝对安全。舍曲林、氟西汀和西酞普兰是国外儿童青少年抑郁症的一线用药,其疗效和安全性得到了证实。由于高剂量西酞普兰对心脏传导性的影响,故其单日剂量不宜超过 40 mg。其他类抗抑郁药物,如文拉法辛、米氮平、三环类抗抑郁药等,因缺乏对于儿童、青少年抑郁障碍

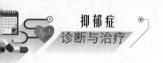
疗效与安全性的充分证据,应慎用。如果单独用药效果不明显,可合用增效药,但在青少年抑郁患者中尚缺乏充分的临床证据。

用药应从小剂量开始,缓慢加至有效剂量。由于儿童、青少年个体差异很大,用药必须因人而异,尽可能减少、避免不良反应的发生。抗抑郁药与 18 岁以下儿童青少年的自杀相关行为(自杀企图、自杀观念)和敌意(攻击性、对抗行为、易怒)可能有关,使用时应密切监测患儿自杀及冲动征兆。

对于病情危重、可能危及生命(如自杀倾向或木僵、拒食等)、采用其他治疗无效的青少年患者(12 岁以上)可采用 MECT 治疗。

妊娠期抑郁症的治疗应注意什么

妊娠期抑郁症是指女性在妊娠期出现的抑郁障碍,严重者可出现精神病性症状。治疗妊娠期抑郁症时,症状较轻的患者可给予健康教育、支持性心理治疗,如既往有过轻到中度发作,可给予认知行为治疗和人际心理治疗。重度或有自杀倾向的患者应考虑抗抑郁药治疗,此时需权衡治疗和不治疗对母亲和胎儿的风险,向患者及家属讲清楚抗抑郁药治疗与不治疗的利弊。治疗方案应根据抑郁的严重程度、复发的风险、孕妇和家属的意愿来进行调整。目前,抗抑郁药在妊娠期使用的风险与安全性尚无最后定论。当前孕妇使用最多的抗抑郁药是 SSRIs 类,主张在充分考虑患者既往治疗情况等因素的前提下,尽可能单一用药。妊娠期抗抑郁药物使用安全分类等级见表13。

表 13　妊娠期抗抑郁药使用分类等级

分类	说　明	药物名称
A	随机对照研究显示无风险	无
B	在人群中尚无风险性证据	安非他酮、马普替林
C	风险尚未排除	西酞普兰、艾司西酞普兰、舍曲林、氟西汀、氟伏沙明、度洛西汀、去甲文拉法辛、米氮平、曲唑酮、阿米替林、多塞平、氯米帕明、地西帕明
D	有风险性证据	帕罗西汀、米帕明(丙米嗪)、去甲替林

妊娠期使用抗抑郁药产生的不良反应事件主要涉及胎儿发育、新生儿发育和长期发育三个方面。目前除帕罗西汀外,妊娠期使用 SSRIs 类抗抑郁药并未发现可增加患儿心脏疾病和死亡风险,但可能增加早产和低体重风险。SNRIs 类药物和米氮平可能与发生自然流产有关。此外,队列研究显示,妊娠晚期使用抗抑郁药可能与产后出血有关。

对于药物治疗无效或不适合的重度、伴精神病性及高自杀风险的患者可考虑选用 MECT 治疗。

伴有显著焦虑症状的抑郁症应如何治疗

伴有显著焦虑症状的抑郁症,临床表现复杂,更容易反复,自杀危险性更高。临床治疗过程中应注意选择合适的药物及用药方式,并加强心理治疗与追踪。

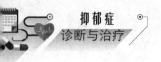

1. 抗抑郁药物的选择

应选择抗焦虑或镇静作用比较强的药物，SSRIs、SNRIs 类药物可被优先选用；安非他酮治疗伴有焦虑症状抑郁症的效果与 SSRISs 相当；NaSSAs 中的米氮平、SARIs 中的曲唑酮及 TCAs 中的阿米替林，由于其较强的镇静作用，也是不错的选择。抗抑郁药物在初始阶段有可能加重患者的焦虑症状，故在临床使用时初始剂量要小，加量要慢。抗抑郁药对焦虑症状起效较慢，治疗初期可合并使用苯二氮䓬类药物，如劳拉西泮每天 1～4 mg、氯硝西泮每天 2～4 mg、阿普唑仑每天 0.4～0.8 mg 等，但不建议长期使用。

2. 增效剂的应用

喹硫平、阿立哌唑、依匹哌唑，奥氮平四种非典型抗精神病药(SGAs)获 FDA 批准用于辅助治疗难治性抑郁。阿立哌唑的疗效证据最为确凿，焦虑性抑郁及非焦虑性抑郁患者均可从中获益。相比于联用安慰剂，联用喹硫平缓释剂型每天 150 mg 或每天 300 mg 均可显著改善非焦虑性抑郁，只有每天 300 mg 可改善焦虑性抑郁症。奥氮平多与氟西汀联用被称为奥氟合剂，是治疗焦虑性抑郁症的主要联合用药方式，与其他抗抑郁药联用的证据较少。抗抑郁药物还可以考虑选择联用其他抗焦虑药，如丁螺环酮每天 20～40 mg、坦度螺酮每天 30～60 mg。另外，锂盐、L-甲基叶酸对部分患者也有较好的增效作用。

美国北卡罗来纳大学的一位教授分享了自己治疗焦虑性抑郁的一般性思路，即第一步：使用一种获 FDA 批准的、既可治疗抑郁症也可治疗焦虑障碍的 SSRI 或 SNRI 类药物，观察；第二步:若第一步疗效不佳,先增加现有药物剂量,保证治疗时长,观察;第三步:若第二步疗效不佳,则联合 5-HT$_{1A}$受体部分激动剂丁螺环酮(但不要使用安非他酮,部分患者可能出现焦虑加重),观察;第四步:若第三步疗效不佳,则基于患者的躯体状况及焦虑程度,联用一种获 FDA 批准用于增效治疗抑郁症的第二代抗精神病药(喹硫平、阿立哌唑、依匹哌唑,以及与氟西汀联用的奥氮平),观察。

3. 非药物治疗

认知行为治疗(CBT)与药物治疗一同被视为抑郁症的一线治疗手段,可与药物联用或单独使用。CBT 一个治疗周期为 6 周,每周 3~4 次,每次 30~50 分钟。运动治疗是一种有效的辅助治疗手段,且强度较高者疗效似乎更好。具体而言,体重80~90 kg 的患者每周运动消耗 1 200~1 400 cal 的热量即可带来治疗获益,相当于每周 3 次中高强度的锻炼。坚持每日放松练习,也是有效缓解焦虑症状的一种方法。

伴有显著精神病性症状的抑郁症该如何治疗

伴有精神病性症状的抑郁症(PD)常存在与抑郁心境一致或不一致的幻觉、妄想。这些精神病性症状会影响到抑郁症的识别与诊断,如处理不当还会导致治疗效果不佳。首先,提倡个性化治疗方案,每个患者的抑郁症状不同,精神病性症状也有差异,这就需要临床医师根据患者的病史、生物与心理特征等针对

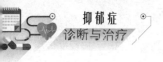

性地制订治疗方案。第二,提倡在治疗过程中定期检查、验证与
再评估。第三,急性期治疗注重对症状和体征的控制,要及时
控制住病情,度过危险期,预防自杀。第四,全程治疗强调综合
治疗方案,人和疾病是一个复杂的系统,疾病与健康是人与生
物、心理、社会、信息、精神过程等要素交互作用的结果。因此,
伴有精神病性症状的抑郁症需要精神科医生、临床护士、心理
治疗师、社会工作者及家庭等各方面的协作,进行综合化的
治疗。

2010 年版的美国精神病协会(APA)治疗手册认为抗抑郁药
联合抗精神病药或 ECT 治疗是治疗 PD 的最佳选择,持相同观
点的还有加拿大心境与焦虑障碍治疗网(CANMAT)和世界生
物精神病学学会联合会(WFSBP)的治疗指南。南非精神病医生
协会(SASOP)、澳大利亚及新西兰皇家精神病学院(RANZCP)
建议抗抑郁药合并抗精神病药治疗为一线治疗方案,ECT 为二
线治疗方案。英国国家卫生医疗质量标准署(NICE)和荷兰国家
指导委员会多学科指南(DNSC)建议单独抗抑郁药治疗作为一
线治疗方案,合并药物治疗作为二线治疗方案,ECT 治疗作为三
线治疗方案。如果患者出现严重自伤、自杀等消极症状,则 ECT
治疗也作为一线治疗方案。

对于抗抑郁药的具体选择,DNSC、RANZCP 建议使用
TCA,得克萨斯药物治疗方案(TMAP)建议使用 SSRIs 或
SNRIs。对于抗精神病药的选择,SASOP、TMAP、WFSBP 建
议采用非典型抗精神病药。如果首次药物治疗后症状未完全缓
解,APA、TMAP 及 RANZCP 推荐使用锂盐增效治疗。

尽管仍然有分歧,但可以看出各大指南和研究结果都偏向于选择抗抑郁药合并抗精神病药治疗伴有精神病性症状的抑郁症。此外,抗精神病药和抗抑郁药种类繁多,合并治疗的方案更多,需要更多研究来进一步明晰最佳联合治疗方案。对于 ECT 的选择,研究者们及指南一致认为在患者出现严重自伤、自杀等消极症状时,应作为一线治疗方案。

伴有躯体疾病的抑郁症该如何治疗

伴有躯体疾病的抑郁症,应在全面评估患者的躯体情况、抑郁症状以及相关影响因素的基础上,选择安全性高、药物副作用少的抗抑郁药,并根据患者的个性特点联合心理、物理等辅助治疗方法。

1. 神经系统疾病

(1) 脑卒中:在药物治疗方面,推荐使用西酞普兰、舍曲林、艾司西酞普兰等对心脑血管疾病和老年人有良好疗效和较高安全性的抗抑郁药物。帕罗西汀、氟西汀等抗抑郁药物会增加心血管或脑卒中风险,应慎用。心理治疗方面,认知行为治疗、问题解决疗法对脑卒中后抑郁有益。

(2) 帕金森病:目前尚没有任何证据表明有特定的抗抑郁药对帕金森病伴抑郁症有较好的疗效及安全性。SNRIs 抗抑郁药可尝试应用于帕金森病伴抑郁症的治疗。心理治疗方面,认知行为治疗可有效改善帕金森病患者的抑郁症状。

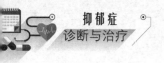

(3)癫痫:癫痫伴发的抑郁症,推荐使用米安色林、西酞普兰、艾司西酞普兰以及舍曲林。如果疗效不佳,可选用 SNRIs 药物,不建议使用安非他酮。心理治疗方面,认知行为治疗、放松疗法可改善患者病情。

2. 心血管系统疾病

(1)高血压:SSRIs、SNRIs 抗抑郁药可改善高血压共病抑郁症患者的抑郁症状。其中,文拉法辛因可引起剂量依赖性血压增高,在剂量每天大于 300 mg 时尤为明显,使用时应监测血压。TCA 和 MAOI 可引起直立性低血压,应慎用。

(2)冠心病:SSRIs 抗抑郁药在冠心病共病抑郁症患者的治疗中具有较好的疗效和较高的安全性,主要有舍曲林、西酞普兰、艾司西酞普兰。此外,SNRIs 和米氮平也有较好的治疗效果。认知行为治疗、人际心理治疗和问题解决疗法对冠心病伴发抑郁情绪有明显的改善作用。

3. 内分泌系统疾病

(1)糖尿病:SSRIs 药物能有效改善抑郁症状并有助于血糖的控制。认知行为治疗、健康教育等疗法对改善糖尿病伴发抑郁症状有一定疗效。

(2)甲状腺功能减退:氟西汀和舍曲林可用于甲状腺功能减退共病抑郁症的治疗,联用左甲状腺素钠可以加快抑郁症的症状缓解。

4. 疼痛综合征

SNRIs 抗抑郁药对精神性及躯体性疼痛有较好的疗效。SSRIs 和 TCA 由于疗效不足或耐受性问题,一般不作为一线药物推荐。心理治疗方面,认知行为治疗、人际心理治疗及情绪控制疗法可在一定程度上减轻疼痛。物理治疗方面,rTMS、迷走神经刺激治疗对疼痛共病抑郁症有较好的效果。

抑郁症治疗常见误区有哪些

1. 误以为症状消退抑郁症就治好了

抑郁症是一种容易复燃或复发的情感性疾病,症状表面平息并不等同于痊愈,在一定条件下症状仍会再现。临床证实,治疗4～8周症状缓解后大约70%的患者会自行停药,停药后抑郁症的复燃率高达76%左右。为了预防复燃或复发,抑郁症患者在症状完全消失后,仍应坚持足量、足疗程治疗(参照全病程治疗)。

2. 希望服抗抑郁药后马上见效

与其他药物不同,大多数抗抑郁药都是先出现药物不良反应,如头晕、恶心、胃肠不适等,然后再发挥抗抑郁作用。一些抗抑郁药在服药后一周起效,大部分抗抑郁药则要在服药后两周才起效。所以,无论服用哪一种抗抑郁药,都要等待一段时间,如经过6周后,抑郁症状仍无明显改善,才能考虑换药。

3. 担心抗抑郁药会依赖或成瘾

抗抑郁药并无依赖性,不会成瘾。但在抑郁症的治疗过程中,如果患者突然停药,可能出现撤药综合征,临床表现为头晕、头痛、失眠等。原则上应在维持治疗期结束后逐渐减停抗抑郁

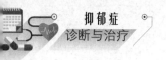

药,经 3~4 个月停药期,就能有效减少停药反应。

4. 害怕抗抑郁药会伤害大脑

患者常担心长期服用抗抑郁药会对大脑造成损害,变成痴呆。其实,抗抑郁药的主要作用是改善抑郁和焦虑情绪,以及反应迟钝、记忆力减退等认知症状。所以,大部分抗抑郁药对智力影响不大,有些新型抗抑郁药还能改善学习和记忆能力。

5. 担心长期服抗抑郁药会对身体造成伤害

三环类抗抑郁药有抗胆碱能的不良反应,常出现口干、便秘、尿潴留等症状,剂量过高还会抑制心脏传导。这类药物正逐渐被新型抗抑郁药取代,如 SSRIs、NaSSAs、SARIs 等。新型抗抑郁药不但疗效和三环类抗抑郁药相同,而且不良反应少,安全性高,长期服用未发现对心脏和肝肾功能有严重的不良影响。

总之,抑郁症患者要及早就医,尤其是首发抑郁症患者应尽可能寻求安全有效的抗抑郁药进行充分全程治疗,避免进入治疗误区,力争早日全面康复。

抑郁症的预防

由于发病机制未明,目前尚无确切的方法可以杜绝抑郁症的发生,除了应得到系统的治疗和康复之外,有效降低抑郁症的发病率或复发率有着更为重要的现实意义。学会自我调控,提高心理韧性,寻求社会支持,获得专业帮助等措施,都能一定程度上降低抑郁症的发病率。对于已经确诊的抑郁症患者,积极配合治疗,坚持定期随访,主动参与社会活动,也可以有效预防疾病的复发。

抑郁症发病的危险因素有哪些

1. 神经递质紊乱

研究认为,五羟色胺(5-TH)、去甲肾上腺素(NE)、多巴胺(DA)等脑内神经递质与个体情绪变化密切相关,正是这些神经递质的紊乱导致了抑郁、焦虑等负性情绪。如果能够早期发现脑内神经递质的紊乱状态,找到疾病发生的原因,对于抑郁症的预防及早期干预有着重要意义。但可惜的是,由于检测手段有限,神经递质的紊乱很难早期发现,而且导致递质紊乱的确切原因至今不明。

2. 遗传家族史

抑郁症的遗传问题一直备受人们的关注,从严格意义上来讲,抑郁症并不属于遗传性疾病,但其发病确实与遗传因素有较

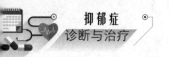

密切的关系。抑郁症的遗传性涉及多种遗传基因,遗传度达31％～42％,与2型糖尿病相近。抑郁症存在家族聚集现象,血缘关系越近,患病概率就会越高,父母中一人患抑郁症,子女的患病率约为25％。

3. 持续心理压力

持续或过强的心理压力会导致机体处于高警惕性状态,如不能得到及时缓解则引起生理、心理失衡,最终损坏身心健康,是抑郁症发病的主要危险因素之一。对于个体产生打击和造成失落感的应激事件都会导致心理压力,如童年心理创伤、经济困境、晋职失败、情感不顺及其他破坏性事件(丧偶、离婚、严重的躯体疾病或亲人的突然亡故等)。如果同时存在数个不良应激事件,还可以形成叠加的致病效应,应激生活事件越多,发生抑郁症的风险越高。

4. 不良性格基础

具有过于偏向或偏激性格特点的人,遇压力事件时容易出现心理失衡,引发抑郁焦虑等不良情绪。如性格内向的人遇事不愿向他人倾诉,容易导致心理压力累积;而性格好强者则不甘失败或居人之后,进而产生无助、无望、无力感。此外,过分在乎别人感受和评价、过分追求完美、自我要求过高、道德感过强的个体也易患抑郁症。

5. 男女性别差异

女性抑郁症的患病率大约是男性的两倍,究其原因有以下几点:一是月经、怀孕、生育和绝经等生理过程的激素变化对情绪的影响;二是女性的人际关系界线更为明确,遇事难以找到合适的宣泄渠道,挫折对她们的影响更深更远;三是女性在儿童期更容易受到心理创伤。国外有研究认为,37%的女性抑郁症患者,在21岁前受到过躯体或性方面的虐待。

6. 罹患慢性躯体疾病

躯体疾病特别是经久难愈的慢性疾病也是诱发抑郁症的重要因素之一。中风、心脏病、癌症、慢性疼痛、糖尿病、激素紊乱等慢性疾病的持续伤害,往往可以诱发抑郁情绪。此类患者常常感到生活暗淡无望,特别是当慢性疾病导致疼痛或活动受限,严重降低生活质量时,更容易出现抑郁发作。

7. 长期服用风险药物

容易引起抑郁情绪的常用药物包括:抗精神病药(如氯丙嗪)、抗焦虑药(如氯硝西泮)、抗癫痫药(如丙戊酸钠、苯巴比妥)、抗组胺药(如雷尼替丁)、肾上腺皮质药(如泼尼松)、女性激素药(如雌、孕激素)、心血管药物(如阿替洛尔、利舍平)、抗帕金森药(如甲基多巴、左旋多巴)、干扰素及抗生素等。由于药物不良反应存在较大个体差异性,药物引发抑郁的概率也会因人而异。酒精作为一种精神活性物质,不当应用也可诱发抑郁症状,有15%～50%的酒精滥用者患有抑郁症。

如何通过危险因素干预减少抑郁症的发病

危险因素干预属于疾病的一级预防,通过消除病因或减少致病因素,防止或降低抑郁症的发生。

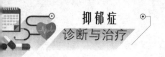

1. 对生物因素的干预

(1) 开展遗传保健咨询工作。目前尚不能进行抑郁症的产前基因诊断,主要依据多基因遗传假设,对患病夫妻是否生育孩子提供有益的建议,尽量避免患病风险极高的子女出生。另外,高龄产妇子女也是罹患抑郁症的危险因素,通过减少高龄孕妇的人数可以降低抑郁症的发生率。

(2) 做好妊娠期间的保健工作。妊娠期间的有害因素会影响胎儿发育,造成神经系统发育障碍,增加抑郁症的发病概率。预防保健措施应包括:①针对感染、中毒等有害因素,宣传和实施妊娠卫生保健工作;②发展体育运动,增强机体对传染病的抵抗力;③防止孕妇暴露于化学物质场所,避免接触有害化学物质,禁止摄入毒品,戒烟戒酒。

(3) 预防围生期胎儿伤害。产时颅脑损伤会影响出生后婴儿神经系统发育,增加心理脆性,导致抑郁症患病风险增高。首要应坚持产前常规检查,大力开展孕产期科普宣教活动,推广新法接生,预防难产、急产及妊娠并发症。

2. 对心理素质的干预

抑郁症的发病不仅与生理因素有关,同时也与患者病前心理素质紧密联系。影响心理素质最常见的不良因素是童年时期的心理创伤,因此要给儿童创造一个良好的家庭和外部环境,尽可能减少心理创伤事件。倡导优生、优育、优教,开设儿童心理卫生课程,培养儿童健全的人格,尤其要重视对子女进行良好、健康的个性培养,塑造独立、坚强、克制和开朗的性格特征。加强各年龄阶段的精神卫生指导,开展婚姻咨询、亲子关系咨询和职业咨询,培养个体应变及适应外界变化的能力。

3. 对应激事件的干预

应激事件也是抑郁症的诱发因素之一。重大的、突发的(亲人去世、失恋等)或持续的应激事件都会对个体心理状况产生损害。社会机构应采取措施减少或避免灾难事件的发生,包括采取有效的交通管理和工地安全防护措施、改善治安状况、减少学校欺凌弱小、禁止虐待儿童等。当暴力和虐待事件发生后,应及时识别和紧急干预,减轻当事者在灾难性事件中的不良体验。

4. 对社会压力的干预

社会压力主要来源于经济条件与社会环境,也是决定心理健康的一个主要因素,多与贫穷、战争、不公平待遇等重大问题有关。打击不良社会风气,营造和谐的社会氛围,树立平等的社会观念,巩固安全的社会环境,增强个体的自尊感和价值感等,都能减少抑郁症的发生。

如何通过前驱期干预阻止抑郁症的发展

前驱期干预属于抑郁症的二级预防,通过早发现、早诊断、早处置来控制疾病的发展,是一种补充的预防手段,主要包括针对一般居民的普通性预防干预,高危人群的选择性预防干预,发病前期人群的指征性预防干预。

1. 普通性预防干预

普通性预防干预指针对一般的公众或不具有肯定危险因素

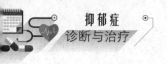

的整个人群的预防措施。通过广泛普及抑郁症的防治知识,让大众了解疾病的早期表现,提高社会的知晓率和识别率。开展心理健康教育,消除社会对抑郁症的偏见和歧视,减少患病人群的病耻感,降低冲动、自杀行为的发生。

2. 选择性预防干预

选择性预防干预是对具有罹患抑郁症危险因素的人群开展早期心理行为干预。对高危人群进行追踪随访,及时发现初期患者,减少识别的延误。开展孕产期心理保健,提高孕产期女性心理健康水平;开展产后访视,早期识别和干预产后抑郁症。帮助心理素质差的个体建立互助小组,通过相互鼓励及自信训练克服消极退缩状态;对老年人群中出现的适应不良和应激反应,及时进行疏导和训练。

3. 指征性预防干预

指征性预防干预是对具有抑郁症早期表现,但尚不符合诊断标准的个体进行的系统干预,主要目的是预防生物学变化的固化和心理崩溃的后遗症,以尽量阻止疾病发展或有效减少复发。

如何通过规范治疗降低抑郁症致残率

规范治疗是抑郁症三级预防的主要内容。当抑郁症已处于发病期,通过规范的治疗可以有效清除症状,减少因疾病带来的残疾,最大限度地促进患者社会功能的恢复。

规范治疗的主要措施包括及时的住院治疗、连续的门诊随访、全面的家庭监护和系统的社区管理。住院期间应给予药物、心理和物理等综合治疗,力争全面清除症状,达到临床治愈标准;同时,应尽量减少住院时间,以免造成行为模式的改变,影响社会功能的恢复。定期门诊随访是预防疾病复燃与复发的有效措施,医生根据病情变化进行动态药物调整与心理指导,促进患者病情持续康复。家庭监护措施包括心理支持、药物管理、病情的动态观察及安全监护等,是各项治疗和康复措施得以实施的保证。系统的社区管理包括构建患者的社会支持系统(含教育支持、职业支持等),组织技能与社交培训,开展个案管理与主动性社区服务工作等。社区管理是预防抑郁症复发,恢复患者社会功能和提高生活质量的根本保证,在三级预防中发挥着关键性纽带作用。

如何提高心理抗压能力

学习一些心理调控技巧,适时调整心态,提高心理抗压能力,避免情绪的剧烈波动,可以有效预防抑郁症的发生。

1. 及时转移注意

如果将注意力固定在不愉快或令人担忧的事物或情景上,注意力和不良情绪就构成了一个互相强化的交互系统,心理压力就会不断被积累。通过转移注意力,有意识地变换当前活动方式,可以切断这种不良的交互系统,有效缓解心理压力,消除不良情绪。当注意的事物或情景发生转换,大脑皮层的优势兴

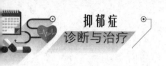
奋中心会从一个区域转移到另一个区域,压力感与不良情绪也随之发生改变。

2. 与人适度交谈

处于高强度心理压力中的个体常有无助、无望和痛苦感。与人适度交流可以释放内心负性能量,获得朋友、亲属及他人的理解和支持,从而帮助自己抵御沉重的心理压力,消除抑郁、焦虑情绪。

3. 中和对立情绪

中和情绪就是通过自我调整让两种对立的情绪相互抵消,或使正面的积极情绪战胜反面的消极情绪。当感到心理压力过大时,可以从相声、漫画、书籍等娱乐信息中体验快乐,通过开怀大笑释放郁积的负性情绪。笑能够刺激大脑产生儿茶酚胺类神经递质(如多巴胺、去甲肾上腺素等),此类物质是人体内的一种天然欣快剂,可以帮助个体减轻疼痛和不舒服感,消除厌烦、忧郁情绪和紧张的心理状态。

4. 磨炼心理韧性

个体的抗压能力是减轻创伤事件所致不良情绪的重要心理基础。人的抗压能力不是天生的,加强意志品质的培养,磨炼心理韧性是增强抗压能力的有效方法。首先应明确个人行动的目的性,增强工作的责任感和使命感,然后根据自己的认识和信念独立地采取决定和执行决定,在行动时抵制不良信息干扰,不屈从于周围的压力,不为别人的言行所左右。

5. 准确人生定位

正确的人生观、价值观是获得心理平衡的秘密武器,50%的忧虑情绪可以通过纠正错误的人生定位来消除。人之所以会痛苦、焦虑和不安，深层次的原因就是不清楚自己到底要什么，没有清晰的人生定位。要想生活的洒脱，一定要彻底弄清楚自己真正的需要。什么才是我最为珍贵的东西？什么才是我真正追求的东西？什么才是我的幸福和快乐？对于这些问题，一定要给自己一个确切的答案，并将其作为个人的"警世恒言"。当人生遇到迷茫或挫折时，就用这些标准去解释、去衡量，调整人生态度和意志行为，从而保持阳光和快乐。

6. 理性反驳问题

问题的理性反驳就是通过积极的自我对话和反省，让处于压力旋涡中的个体消除负性认知，恢复理性思维，缓解不良情绪。面对心理问题和冲突可以自问：这次失败是否能否决我的能力？一个人对我的负性评价是否能够代表所有人的态度？我的快乐是不是应该掌握在别人手里？在不断的自我追问中，找到问题的真正症结，逐步建立健康的思考与归因模式，这是一种有效疏解压力的方式。

如何及时调整负性情绪

负性情绪也称消极情绪，是具有负性效价的情绪，反映个体紧张和不愉快体验的情绪维度，包含了一系列令人厌恶的情绪，如悲伤、焦虑、愤怒、厌恶、内疚与恐惧等。如果这些不良的情绪长期在心中郁积，不能及时地宣泄和处理，则会使人心力交瘁、

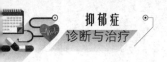

消沉悲观,增加罹患抑郁症的风险。

1. 情绪调节"三法"

(1) 音乐调节法。情绪色彩鲜明的音乐可以调节心理活动,振奋精神,让人保持良好的情绪和行为。

(2) 颜色调节法。不同颜色代表不同的心理活动,如红色代表活泼、生动、热情,黄色代表快乐、活泼、光明,绿色代表和平、青春、新鲜,蓝色代表冷静、理智、广博。通过不同颜色的视觉冲击可以调节心理活动,缓解不良情绪。

(3) 呼吸调节法。情绪激动时人们通常会感觉呼吸短促,如果此时试着做几次深呼吸,有助于情绪的控制,使激动的心情趋于平静,从而消除内心紧张状态。

2. 通过宣泄调整情绪

突发的强烈情绪会使人的机体处于高度警觉的应激状态,如果体内激增的能量不能得到及时的宣泄,便会危害身体。负性情绪可以寻求"吐"的方式宣泄出来,如向亲朋好友倾诉病痛和委屈、表达愤恨之情等。有些事由于某种特殊原因不便说或不宜公开,可以用写信、诗或日记的方式和自己交流,想说什么就说什么,将不良情绪释放在字里行间。哭也是一种宣泄,无论是偷偷流泪还是号啕大哭,都能将消极情绪排泄出来。哭还可以促进生理上的新陈代谢,把体内因紧张而产生的有害化学物质排出体外,缓解人的忧愁和悲伤。

3. 通过放下调整情绪

负性情绪总会郁积于心,让人耿耿于怀,"剪不断,理还乱",结果只能使焦虑低落的情绪不断蔓延和加重。当某件事情引起不愉快的情绪时,应该选择放下,尽快地把烦心事忘掉。如果一件物品会唤起悲伤回忆,不妨把这个"纪念品"束之高阁,以求得对它的淡化或遗忘,从而缓解不良情绪对自己的侵扰。当然,放下创伤或思念是困难的,消极的逃避不是最佳选择,更有效的方法是进行积极的注意转移,从事平时感兴趣和喜欢的事情,如聊天、阅读书籍、旅游、听音乐、打牌、下棋等。

4. 通过升华调整情绪

负性情绪具有排他性,当某种负性情绪产生时,就逐步把人们的注意力吸引到它所指引的方向,引起思路的狭隘,而狭隘的思路又加速了不良情绪的滋长。负性情绪愈强烈,思维就愈有可能被卷入情绪的漩涡中。譬如,忧愁者越是朝悲观的方向想,就越感到忧愁;发怒者越是想着不公待遇,就越感到发怒完全是应该的。对于具有磁铁效应的负性情绪,需要借助于理智升华去消除。首先必须承认不良情绪的存在,分析产生的原因,弄清楚为什么会苦恼、忧愁或愤怒,是否确有可恼、可忧、可怒的理由。随着对事物的认识改变,有些不良情绪就会消除。然后要寻求正确的、可行的、积极的方法和途径来解决。譬如因为和其他人关系不好而苦恼,就要认真分析关系不好的原因。如果问题在于误解,应主动和别人交换意见,增进相互间的了解,消除误会。

如何培养积极的正性情绪

处于情绪低谷时,只是一味等待好心情的到来是无济于事

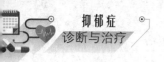

的,应积极培养正性情绪,储备心理能量,来应对随时会出现的消极心态。

1. 怀有感恩之心

懂得感恩者更能感知到自己的幸福,因为感恩的心如同聚焦镜,能把周围人的关爱收集到心里。在阳光之下,享受阳光带来的温暖;而在没有阳光的时候,会用蕴藏在心中的暖意为自己取暖,等待着阳光的再次到来。不妨经常问问自己:今天我有什么值得感恩的?(如你爱的和爱你的、值得奋斗的目标等)。

2. 感受美好生活

生活是一杯白开水,想调制成什么味道,酸、甜、苦、还是辣,完全在于自己的心境。学会用心感受美好,人们就会发现平淡无奇的生活每天都充满精彩。生活中,总有人整日闷闷不乐,并不是因为生活真的有那么多烦恼,而是在于没有用心感受生活中快乐的成分,没有把视点集中于生活中的精彩。如果一个人多关注生活中开心的事情,淡化悲伤的事情,那么就会发现每天都很有意义。

3. 领悟崇高体验

崇高感的特征:一是由衷的、诚挚的高尚体验,它摒绝一切矫饰和虚伪;二是经受住了挫折的成功体验;三是渗透着强烈的献身冲动;四是人生成长过程中一种重要的高峰体验;五是义务感和责任感是崇高的核心。

罗曼·罗兰在《名人传》中写道:"伟大的心魂犹如崇山峻岭,我不说普通的人类都能在高峰上生存。但一年一度他们应上去顶礼。在那里,他们可以变换一下肺中的呼吸与脉管中的血流。在那里,他们将感到更迫近永恒。以后,他们再回到人生的荒原,心中便充满了日常战斗的勇气。"每个人内心中都有崇高的情绪,但往往被现实生活的琐事掩盖,应该时常注意自我关注和领悟。

4. 淡化攀比观念

人有各种欲望是正常的,关键在于把握尺度。先哲讲:没有知足,没有快乐;永不知足,永无快乐。随着社会经济的发展,人们的生活水平逐步提高,但每个人的社会地位、经济背景不同,衣、食、住、用、行的条件也会不同。诸葛亮茅舍悬挂条幅是:淡泊以明志,宁静而致远。淡泊的关键点是自己的生活没有必要与别人攀比,因为人生是一条排他的单行线。比是无止境的,但幸福无固定标准,它是一种见仁见智的个体感受。

5. 积极面对生活

一是至少培养一种爱好。健康的兴趣爱好如阅读、运动或园艺等,会让人生活充实,感到满足和愉快。二是尝试新事物。当生活陷入单调沉闷的老一套时,人们就容易感到消极悲观。这时应该积极尝试新事物,参加新活动,扩展生活领域,为生活注入活力与乐趣。三是争取多做事。生活中太依赖他人,很容易失去价值感;对别人的期望越高,就越可能以失望结局。若能树立凡事自己做,并去努力做好的观念,则可在实现自我价值的同时避免许多由失望带来的苦恼。

如何保持良好心态

心态是指心理态度或状态,是个体对待自身、他人或事物的

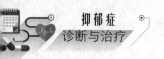

心理倾向。拿破仑说:"积极的心态就是心灵的健康与营养。这样的心灵能够吸取财富、成功、快乐和身体的健康。相反,你就有可能失去生活中已有的一切。"那么,如何保持良好的心态呢?

1. 科学的认知

认知水平不同,人生方向与所能达到的高度就不同。科学的认知水平是建立在掌握一定的科学文化知识,具有正确的思维方法和辩证的世界观上的。能正确认识自己、认识他人、认识事物、认识世界的人是心理素质健康的人。

2. 健全的意志

意志是有效管理个体行为和情绪的力量。健全的意志品格表现在行动有目的而非随波逐流,出现问题能主动解决而非固执己见,面对困难、挫折时胜不骄、败不馁。顽强坚韧、奋争不息的意志品格决定着人生成败。

3. 良好的适应能力

适应能力是与客观世界相融合的能力。具有良好的适应能力者,能积极主动地适应环境而不消极被动地受制于环境;能客观地认识自我、找准位置、调整自我、扮好自身的角色;能平等地对己、对人、对世间万事万物,"任凭风浪起,稳坐钓鱼台",任何时候都能处乱不惊、心态平和。

4. 高尚的精神境界

精神境界涉及精神状态的较高层面,与人的精神追求有关。具有高尚精神境界的人能正确处理个人与社会、集体、他人的关系,能正确处理利害冲突并择善而行,是善待他人、有所作为和有益社会的人。

如何利用现代信息化技术预防抑郁症

互联网＋技术的繁荣和发展已势不可挡,电脑、手机等电子产品已不再是单纯的信息接收终端,每一个人都将借助此类工具与互联网进行互动联系。因此,将现代信息化技术应用于抑郁症的预防具有非常重要的时代意义。

1. 抚慰机器人

当前,各种互联网沟通平台已逐渐成为移动沟通的必备方式。由于沟通平台设计的可扩展性,基于平台管理的抚慰聊天机器人应运而生。抚慰机器人也被称为对话代理,在互联网＋中扮演着极其重要的角色。抚慰机器人不是仅机械地回答用户提问,而是像朋友一样理解用户的需求,与用户进行人性化的交流。因此,将抚慰机器人用于抑郁症的预防,以及患者居家康复的指导,不仅可以满足更多抑郁症患者的现实需求,还可以大大减轻医护人员的工作量,解决医疗卫生资源不足的难题。

2. 互联网医院

越来越多的人在情绪出现波动或经历挫折而难以排解时,会选择在互联网上搜索答案。但通过普通搜索引擎所获得的答案和信息往往良莠不齐,容易误导求助者,贻误病情。当前很多电商通过整合专业机构,搭建了专业化互联网医疗平台,也可称之为互联网医院。个体在遇到情绪危机时可以利用互联网医院资源来解决自身问题。互联网医疗打破了看病、咨询必须到医

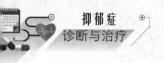
院的限制,求助者可以通过图文、语音和电话的方式获得专业帮助,突破了传统医疗的局限性。

3. 适当的电子游戏

虽然网络游戏存在着成瘾、暴力和色情等潜在问题,但其在教育和医学等方面的价值依然不可估量。适当玩一些电子游戏,尤其是数字类、过关类的游戏,能够缓解个体心理压力和改善抑郁症状。多数人会在游戏中体验到更强大的自信、更强壮的体力和更强烈的正面情绪。随着互联网技术与医学技术的结合与发展,电子游戏可能会成为对抗抑郁、焦虑、失眠等不良心理状态的一种"处方药"。既然是"处方药",那么就涉及"剂"与"量"的问题。未来以疗愈为目的的游戏平台将会根据个体性格特点选择合适的游戏项目和时长,帮助患者从游戏中体验快乐,改善不良情绪。

4. 智能化自我管理

自我管理已被公认为是促进健康的有效方式之一,其核心理念是通过规律、健康的行为模式,促进个体健康发展。随着信息技术的进步,依托互联网的智能化自我管理模式正逐渐流行起来。智能管理模式主要包括作息监督、健康行为建议、危害行为提醒及健康知识普及等内容。此模式可以借助手机或其他移动终端,通过微信或健康管家等互联网平台完成。

"智慧健康驿站"是上海市政府实施的项目,聚焦智慧建设,通过智能化设备,运用互联网等信息化技术,为社区居民提供自助的健康检测、健康评估与健康干预。在智慧健康驿站里,居民可以实时了解自身健康状况,开展自我管理和获得针对性建议。

5. 智能化睡眠管理

睡眠节奏紊乱是抑郁症的易感因素之一。科学的睡眠管理可以有效预防抑郁症的发生。为了在不干扰睡眠的前提下监控睡眠状态,分析健康状况,指导睡眠卫生,很多研发机构推出了智能睡眠管理系统。这些系统多是通过压力传感器和生物识别传感器来监测使用者的卧床时间以及心率、呼吸频率的变化,进而了解其睡眠质量与体验。所测信息可以通过互联网从手机应用程序(APP)界面呈现给社区管理者或使用者,并提出睡眠卫生建议。另外,所有数据还可以通过时间轴存储,形成连续的睡眠时间记录,按需绘制睡眠波动图表。

如何通过健康的生活方式降低抑郁症的发生 ⊃──

1. 保持良好生物节奏

目前认为,抑郁症的发病与生物节律密切相关,睡眠-觉醒周期紊乱、食欲的变化、社会节律的异常都是抑郁症的诱发因素。抑郁症患者出现睡眠、饮食等生物节律紊乱的频率也明显高于正常人群。抑郁症特有的晨重暮轻现象通常被认为和生物节律有关,而季节性抑郁症的发生也与白天时间长短、环境光亮强度等生物节律因素相关。研究发现,延长光照时间可以增加脑内五羟色胺(5-HT)和去甲肾上腺素(NE)的含量,并通过调节褪黑激素的分泌减轻抑郁、焦虑症状。早睡早起,规律饮食,坚持锻炼,让白天精力充沛,夜间睡眠香甜,保持良好的生物节律,

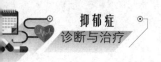

可以有效地降低抑郁症的发生。

2. 坚持适量体育运动

可控性强、有氧的、非竞争性的运动项目可以促进人体内啡肽的释放,有效减轻应激反应,使人产生积极愉悦的情绪,改善心理状况。有研究发现,每周保持 4 小时中等强度的运动,抑郁发作的风险会降低 17%。运动强度主要用靶心率估算,靶心率是运动时应达到但不宜超过的心率。通常把最大运动强度时的心率称为最大心率,可按 220 减去年龄计算(220－年龄＝最大心率),中等运动强度的心率应控制在最大心率的 60%～85%。储备心率是运动时测得的最大心率减去安静时的心率所得,也可以借此估算运动强度。运动时增加的心率高于储备心率的 70% 是高强度,不超过储备心率的 50% 是中强度。

3. 保持健康饮食习惯

人体肠道内有丰富多样的微生物群落,微生物总量超过 100 万亿。肠道菌群失调可能通过脑肠轴的交互作用,引起急性应激的神经内分泌变化,导致中枢神经递质改变进而引发抑郁症。为防止肠道菌群失调,应注意饮食种类多样化,避免暴饮暴食、高油高脂,减轻胃肠道负担;多食用一些富含益生菌的酸奶、奶酪等,维持肠道菌群平衡;多食膳食纤维,为常驻微生物提供食物等。

哪些食物能改善抑郁情绪

除了提倡饮食多样化,针对性摄入某些特定食物也有助于抑郁情绪的改善。

1. 富含活性益生菌的食物

除了药物，很多食物同样富含益生菌，而且安全实惠，如酸奶、酸豆浆、泡菜及纳豆等。需要注意的是，一般不推荐含有过多添加剂的酸奶等发酵食品。

2. 富含益生元的食物

益生元是指一些不被宿主消化吸收却能够选择性地促进体内有益菌的代谢和增殖，从而改善宿主健康状况的有机物质。益生元只能刺激有益菌群的生长，而不会刺激有潜在致病性或腐败活性的有害细菌繁殖。日常生活中常见的益生元有膳食纤维、菊粉和抗性淀粉等。富含益生元的食物包括豆类、菊苣、洋姜、带皮坚果、亚麻籽和蔬菜等。

3. 富含色氨酸的食物

色氨酸是人体必需氨基酸之一，是五羟色胺(5-HT)、褪黑素等"快乐"神经递质的前体。从食物中摄取足够的色氨酸，对保持良好的情绪非常重要。肉类等高蛋白食物一般都富含色氨酸，日常饮食中一定要注意高蛋白食物的摄入，如禽肉、虾蟹、鸡蛋和豆腐等。

4. 富含 ω-3 脂肪酸的食物

欧米伽 3(ω-3)多元不饱和脂肪酸是合成各种激素及内源性活性物质必要的营养素，人体无法自行合成，只有靠食物补充。DHA 是 ω-3 家族的重要成员，是构成脑细胞膜的必需成分，也是维护脑健康的重要功臣，能使化学信号顺利地在脑细胞之间作有效率的传送。经常摄入 ω-3 不仅能增强学习能力、记忆力和专

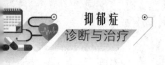

注力,还能舒解压力与振奋情绪。ω-3 主要有四种食物来源:深海鱼类、奇亚籽、亚麻籽和海藻。

5. 富含复杂碳水化合物的食物

燕麦、糙米、豆类、全麦、黑麦等属于慢吸收、慢释放能量的复杂碳水化合物食物。摄取复杂碳水食物,血糖上升速度较慢且较稳定,可以避免胰岛素快速分泌,从而维持大脑功能稳定,有助于大脑健康,有利于减少血糖骤升骤降导致的情绪过度波动。

6. 富含维生素 D 和 B 族维生素的食物

人体对于维生素的需求量不大,但却必不可少。中枢神经系统对于维生素 D、B 族维生素的缺乏极为敏感,一旦缺乏其正常功能将会受到影响。冬季高发的季节性抑郁症就与维生素 D 缺乏密切相关。光照可以促进体内维生素 D 的合成,食用深海鱼、蛋类、豆腐和牛奶也可以增加身体维生素 D 的摄入量。B 族维生素缺乏时会出现精神方面改变,如烦躁、疲乏、注意力与记忆力下降。富含 B 族维生素的食物主要有蛋类、禽类、瘦肉、鱼肉、牡蛎、牛奶等。

如何通过中医养生增加抑郁"免疫力"

1. 恬淡虚无,精神内守

中医学认为抑郁症是由于所愿不遂、精神紧张、家庭不和、忧愁悲哀等因素损伤心神,心失所养而发生一系列病变。调节精神情志在中医学中有着很重要的位置。《素问·上古天真论》就提出了"恬淡虚无""精神内守"的科学养生思想。孙思邈养生"十二少"告诉我们，要想健康快乐，延年益寿，就要在思想上保持清净，行事上心气平和，真气和顺，精神内守。

2. 起居有常，调摄寒温

中医学极其重视人与自然的和谐统一，《素问·四气调神大论》中主张"顺四时，适寒暑""春夏养阳，秋冬养阴"，强调"虚邪贼风，避之有时"等理论。中医学认为，"脏气素虚，脏腑阴阳气血失调"是抑郁症发生的内在因素。起居劳累，气候寒温可以影响机体的功能状态，虽然这些不是抑郁症发病的根本原因，但是不良的功能状态会诱使疾病发生。长途跋涉、加班熬夜、过热过冷等造成的机体能量耗竭，睡眠缺乏、精神紧张、体弱多病等不良功能状态，都会引起内分泌系统功能的改变，导致自主神经功能不稳定、各种躯体功能衰退、防御与代谢功能削弱。这些都成为整个机体防御系统的薄弱环节，即抑郁症发病的危险因素。

3. 适当为度，调摄饮食

人类赖以生存与进行生命活动的重要物质基础来源于食物，饮食失宜也是疾病发生的主要原因之一。中医学很重视饮食，"忌膏粱厚味""气味合而服之"的饮食调摄法对包括抑郁症在内的多种疾病都有指导意义。起居有常，饮食适当的理念是人类生命健康的重要指南。

中医学最显著的特点是整体观念，历来重视"天人相应"，重视精神因素在防治疾病中的积极作用，主张顺应四时变化、恬淡无妄、清净内守，对大喜大悲等过度精神刺激，要能够自

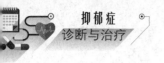

持,泰然处之。

家长如何应对儿童的抑郁情绪

儿童抑郁情绪的特点如前文所述,往往抑郁情绪言语化的表达较少,更多地表现出一些隐匿性症状及行为问题。

1. 正确认识与面对儿童抑郁情绪

如果发现孩子出现抑郁情绪,家长要首先评估其严重性,如果已经严重影响到了孩子的正常学习、生活,建议尽快向专业医疗机构寻求帮助。如果孩子抑郁情绪没那么严重,或是经过急性期治疗后处于康复期,家长则应积极面对,尝试着理解孩子内心的痛苦和不安,而不是认为"一个孩子懂什么抑郁?""小孩不大,怎么有那么多抑郁的事?"应设身处地的感受孩子脆弱、慌张的内心,给"受伤了的孩子"更多的爱护。

2. 多给儿童一些鼓励与支持

不要因学业、生活给孩子太大的压力,应多一些鼓励与支持,让孩子知道当前的境遇并不是他的错。父母也要多花一些时间来学习与儿童情绪问题相关的科普知识,在孩子悲伤、困苦的时候给予恰当的回应、支持;多与孩子坐下来聊一聊,以朋友的角度来看看孩子的内心世界;不要吝啬对孩子的赞美,多发现孩子的优点,及时予以表扬。

3. 多给儿童一些独立的发展空间

尊重孩子的独立性,给孩子一些自己发展的空间,不应打着

"一切都是为你好"的态度来包办孩子的人生。多与孩子沟通，了解孩子对父母是否有一些不满，多审视自己的家庭模式是否存在问题。如果家庭相处或教育方式让孩子痛苦，应该做出恰当调整，必要时寻求专业人士帮助。家长要勤于反思，看自己的状态是否也陷在困苦中。孩子可以敏感地感受到家庭环境的风吹草动，进而展开丰富的联想，家长心理状态不佳时也会对孩子的情绪产生负面影响。

青少年预防抑郁症应注意哪些问题 ⊃━━

1. 顺利度过叛逆期

青春期叛逆是指孩子由于自我意识的发展和独立性的增强，对管制性、强制性要求的教养方式产生的逆反心理与行为。极端的叛逆会严重伤害青少年的身心健康，诱发情绪障碍。采取积极的态度和对策，可以帮助青少年保持心理平衡，塑造健全的人格。

（1）搞好亲子关系。良好的亲子关系是家长帮助孩子顺利度过叛逆期的基础。如果青少年有了苦恼后不愿意向父母或老师诉说，会导致心理问题郁积或延误心理问题的及时疏导。所以，平时应注意培养亲子关系，多与孩子沟通和互动，增加信任感。

（2）让孩子学会担当。对孩子管束太多，事事都为他们安排好，容易造成孩子的过度依赖心理或厌烦情绪。父母应适当放宽管束，在确保不会发生重大后果的前提下，给予孩子一些自我决策机会。现实会告诉孩子："人生挫折难免，应该学会担当。"

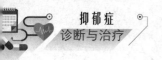

（3）提高孩子心理承受能力。家长与学校应多渠道的向孩子传授有关心理卫生知识，让他们正确认识个人的身心变化，调节好心理状态，不断升华心理品格。

2. 和睦的家庭氛围

家庭氛围是家庭成员中占优势的一般态度和感受，由家庭成员之间的关系所决定。家庭氛围会直接影响每一位成员的心理状态，不同的家庭氛围对青少年的身体发育、智力发展及性格形成产生不同的影响。在青少年叛逆期，良好的家庭氛围显得尤为重要，和睦的家庭气氛会让青少年感到愉快、安全，情绪稳定且有独立性、主动性，有助于青少年心理状态的健康成长。

3. 良好的培育态度

培育态度是指父母与青少年接触的方式，也就是教养的方式，良好的培育态度是孩子心理健康的有效保证。家长应尽量避免保护过度、放任不管、简单粗暴等不良方式，还有一些家长对学习成绩期望过高，当孩子难以达到时，则可能产生自信心下降、悲观等情绪。作为家长，应经常审视对孩子的培育态度，保持开放、包容和平等的心态，伴随着孩子共同成长。

4. 适当的挫折教育

很多家长都知道挫折教育可以提高孩子的抗压性，但实施起来却比较困难，单纯给孩子增加困难、苛责孩子并不是正确的挫折教育方式，还可能加重挫折感，降低自信心。其实生活中挫折无处不在，并不需要刻意制造，比如考试不如意、某些愿望得不到满足等。挫折教育的重点是教育孩子积极地面对挫折，并想办法解决难题,从而体会到战胜挫折的喜悦。不论孩子以何种方式来表达输不起的情绪时,家长首先要做的是接纳孩子的挫败情绪,平和他的沮丧心情,让孩子知道有人理解他的感受,会和他一起克服困难;再者是鼓励孩子正确面对挫折,以平常心态对待失败,重新树立奋斗的信心。

5. 适度的体育锻炼

适度的体育锻炼可以增强机体免疫力,让青少年的身体更加强壮,性格更加开朗,更容易保持积极乐观心态。研究发现,锻炼10分钟左右紧张或焦虑感就会减弱,持续锻炼100分钟会产生心理上的愉悦感。体育锻炼还能纠正青少年过于自我的理念,正视个人的缺点和不足,培养人与人之间交流沟通的能力,提高自尊心和建立自信心。青少年应充分利用业余时间进行体育锻炼,家人应指导孩子制订锻炼计划并监督执行,运动强度可参照前文相关部分。

6. 充足的睡眠

长期熬夜会让大脑皮层的兴奋和抑制过程失衡而产生焦虑抑郁情绪。充足的睡眠则可以帮助青少年恢复精力、提高记忆力和保持良好的情绪。一般来说,7～12岁孩子的睡眠时间应在10～11个小时,12～17岁为9～10小时。儿童青少年的最佳睡眠时间是晚上8点至清晨6点,家长要帮助青少年建立良好的时间管理策略,合理分配学习和休息,保证充足的睡眠。

7. 合理的用脑

过度用脑可引起脑力衰竭,导致中枢神经系统功能紊乱,诱发抑郁、焦虑等不良情绪。青少年在感到身体欠佳、精力疲惫或

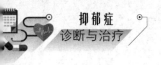
患各种急性疾病的时候,不宜坚持用脑,而应放缓学习节奏,放松自己,让大脑得到充分的休息。学习任务重的青少年更应学会科学用脑,让大脑的工作更有节制。交替学习文理科课程,可以使大脑皮层中的兴奋灶从一个区域转到另一个区域,避免某个区域的过度疲劳。根据大脑的活动特点,因时而异地安排用脑也很重要,早晨大脑的活动能力很强,记忆力最好,可以学习需要高强度记忆投入的课程;临睡前,为保证良好的睡眠,应逐渐降低用脑的强度。注意用脑卫生,保持劳逸结合,对预防青少年抑郁症有着重要意义。

老年人预防抑郁症应注意哪些问题

步入老年后,社会角色的变化常导致心理落差,诱发孤独、失落等不良心态。保持心态平和,安享老年时光,以下几点可供参考。

1. 正确面对老年生活

一要胸怀坦荡。在荣耀与寂寞交替、欢乐与苦恼同在的现实生活中,老年人要学会胸怀坦荡,知足常乐,始终保持积极坦然的心态,不斤斤计较、患得患失、让自己处于不安和焦虑之中。二要知道退一步海阔天空。退休季是心理变化比较剧烈的时期,多种生活事件交织在一起,难免会承受诸多的心理冲突。老年人要正确对待自己的心理变化,伤心、焦虑、生气时要学会以静制动,适时地转移注意力,设法化解内心的冲突。三要保持好人缘。老年人离开一线工作岗位,从繁忙的工作中转移到烦琐的生活上来,上有老人要赡养,下有子女要照顾,可能会有很大的压力。好人缘可以让老人适时倾诉心中的郁闷,能够得到安慰和帮助,保持心情舒畅。

2. 主动适应老年生活

一要保持积极心态。老年人要敢于接受层出不穷的新鲜事物,积极调整心态,重新设计安排自己的生活,尽快适应新的生活节奏;要想得开,放得下,正确面对各种困难和挫折,以积极的心态摆脱不良心理的困扰。二要善于学习新知识。"活到老,学到老。"一方面,学习可以促进大脑的功能,延缓智力的衰退;另一方面,老年人要通过学习来更新知识,提升价值感。三要妥善处理代际关系。不要过分依赖或过多干涉子女生活,要大事清楚,小事糊涂,创造良好的家庭生活氛围。有可能的话,要多关心、照顾孙辈,天真活泼的孩子会给老人带来极大的乐趣,但不能过度溺爱,更不能干涉父母的管教,充当保护伞的角色,否则会引起家庭矛盾。

3. 成功实现角色转换

一是调整心态,顺应规律。衰老是人生中一个必然经历的过程,老年人必须从心理上认识和接受这个事实。老年也是别样生活的开始,可以利用充足的空余时间重新安排学习和生活,做到老有所学、老有所乐。二是发挥余热,奉献社会。老年人有一技之长的,可以积极寻找机会,做一些力所能及的工作,充实生活再次实现自我价值。三是培养爱好,寄托精神。许多老年人在退休前已有业余爱好,只是工作繁忙无暇顾及,退休后正好

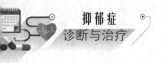

利用闲暇时间充分享受这一乐趣。即便先前没有业余爱好的，
退休后也应该有意识地培养，以丰富和充实自己的生活。

如何预防产后抑郁症

1. 孕前准备

宝宝出生后会给家庭的经济、生活等诸多方面带来影响，心
理准备不足很容易导致女性出现焦虑、抑郁情绪。因此，夫妻在
决定要孩子前应做好充分的思想准备，考虑是否具备时间与经
济条件照顾、教育孩子。如果自身条件不足，父母是否有条件、
意愿和精力协助教养孩子等。谋定而后动，在孕前做好充分打
算，对预防产后抑郁有重要作用。

2. 围产期照护

准爸爸妈妈应充分学习生育知识，以减轻孕妇对妊娠、分娩
的紧张感和恐惧感，接受身体的变化，快速适应新妈妈的身份，
保持平和稳定的情绪。阵痛和分娩会消耗过多的体力和精力，
直接影响情绪。产后应注意调养生息，保证充足的睡眠与休息
时间。另外，还需要为产妇营造良好的环境，保持房间适宜的温
度、湿度，安静无噪音，谢绝不必要的打扰。

3. 产后心理支持

女性生产后应做一些力所能及的事情，避免过度依赖他人
而自尊心受到伤害。部分女性可能因为体型变化出现自卑、抱
怨等负性心态，家人应当给予足够的关心与关注，倾听其想法

和感受,及时疏导不良情绪,协助其通过体能锻炼逐步恢复身材。家人不能戴着有色眼镜审视产妇,因为孩子性别而对产妇冷眼相待,应创造良好的家庭氛围,让产妇感受到家人的温暖。

4. 保持充足的睡眠

睡眠不足是引发产后抑郁症的重要因素,无论产前还是产后,孕妇都应保持充足的睡眠,制订合适的作息时间表,保持安静、舒适的睡眠环境。产后大多数新妈妈夜间还要频繁起床照顾婴儿,严重影响睡眠效率。家人应尽量多承担一些夜间照护任务,让新妈妈能够有一个比较安稳的睡眠。白天新妈妈在孩子睡着后,也应抽空休息,避免过度劳累。

5. 适当宣泄情绪

产妇要学会通过宣泄保持心理平静。深呼吸、冥想、瑜伽等都是简单实用的情绪宣泄方法,长期坚持有助于缓解压力与维持心态平和。倾诉也是非常好的宣泄途径,如果觉得心里郁闷,可以找丈夫、朋友、亲人等进行诉说,以舒缓心情和压力。

如何预防更年期抑郁症

女性到了一定年龄,卵巢功能衰退甚至消失,体内的雌性激素越来越少,内分泌功能出现紊乱,从而导致一系列心理和生理上的变化,引起女性悲观、不自信、焦虑甚至抑郁等不良心理反应。针对更年期生理、心理变化,女性可以从以下方面入手以应对改变。

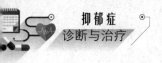

1. 了解与面对更年期抑郁症

女性应了解更年期抑郁症,明白更年期生理与心理的变化特点。若50岁左右的女性有心悸、月经不调、失眠、情绪不稳、乏力、易激动、烦躁等情况,应及时到专科医院就诊,以便及时干预。女性还要积极面对更年期问题,对于负性生活事件要进行有效沟通避免自寻烦恼,还应维持良好的社会、家庭关系,保持对生活、社会的积极乐观态度。

2. 培养兴趣爱好,维持心理平衡

运动、跳舞、绘画、园艺、棋艺、茶道等多样化兴趣爱好对转移注意力、缓解焦虑苦闷,维持好心情有重要作用。如运动可以有效促进更年期女性的新陈代谢,减缓卵巢功能衰退,增强各器官的机能,从而缓解更年期焦虑、抑郁与失眠等症状。

3. 适量补充 ω-3 脂肪酸

女性吃鱼的数量与患抑郁症的概率之间有着很强的关联性。吃深海鱼不仅有利于女性的身体健康,还有利于维持情绪稳定。原因可能是深海鱼中饱含的欧米伽 3(ω-3)脂肪酸可与女性性激素共同作用来提升大脑机能,从而降低抑郁症的发病风险。每周吃 2 次深海鱼是不错的选择。

如何预防季节性抑郁症

1. 充足光照

秋冬季阳光照射不足,体内甲状腺素(TH)和肾上腺素(A)

分泌减少,血液中的浓度降低。TH 和 A 浓度下降使神经系统的兴奋性降低,人们会感到沮丧、疲倦。所以预防秋冬季抑郁症最简单有效的办法就是多参加户外活动,接受充足的阳光照射。

2. 规律作息

抑郁症与生物节律有着密切的相关性,生物节律紊乱与抑郁症状交互影响,互为因果,保持健康的生物节律对患者来说极为重要。早睡早起,规律饮食,坚持锻炼,让白天精力充沛,夜间睡眠香甜,利用机体的生物节律来达到预防抑郁症的目的。

3. 健康饮食

不良的饮食习惯会影响生物钟的节奏,每天按时吃饭,保持良好饮食习惯对预防季节性抑郁症有一定的作用。还应注意维生素的补充,如维生素 D 缺乏就与抑郁症有关,其不足会导致秋冬季节的丛集性头痛与情绪变化。寒冷的冬季,身体为抵御严寒会加速体内氧化过程以产生更多热量,所以冬季需提供充足热量的饮食来满足机体所需,如肉、蛋、豆类食物。

4. 适量运动

虽然冬季较为寒冷,但还是应该进行适量运动,如跑步、快走、打拳、打球等。适量运动不仅可以促进机体新陈代谢,还可以弥补因光照不足导致的神经递质分泌减少,从而增强机体活力,保持心情舒畅与精神愉快。另外,季节性抑郁症病如其名,具有一定的时间自限性。如果没有特殊情况,随着时间流逝它自然而然会慢慢好转。选择接受季节性抑郁症,学会与它相处,感受它的来,静静等它去,也是一种有效的应对态度。

抑郁症患者的日常保健

　　抑郁症患者意志消沉,对日常活动丧失兴趣与愉快感,不仅影响个人生活,也会给家人带来困扰。部分患者经治疗后仍有残留症状,以致社会功能恢复不佳。较高的复发率也困扰着患者与家庭。为了降低复发率,提高生活质量,抑郁症患者应该在生活中注意哪些问题呢?

如何预防抑郁症的复发

　　1. 针对性健康教育
　　处于康复期的抑郁症患者,可以通过询问医生或者自行学习抑郁症的病因、症状(包括急性期症状、先兆症状和持续症状)和治疗的相关知识,提高疾病复发识别能力与治疗依从性;正视患病事实,主动学习心理治疗、工娱治疗等康复知识,进行自我调控技能、家庭与社会适应技能训练,提高心理素质与融入社会的能力。
　　2. 自我管理训练
　　自我管理是指抑郁症患者识别与监控疾病的波动先兆,减少疾病对社会功能、人际关系和生活质量的影响,并持之以恒地进行疾病康复的一种健康行为。抑郁症患者的自我管理训练主要以社会学习理论和自我效能理论为基础,以消除或减轻核心症状群和心理症状群作为目标,调整自己对将做之事的评价和期望,接受现实事件发生的结果,全面正确地认识抑郁症,主动承担疾病治疗和康复任务。

3. 家庭监护与支持

家庭的支持和帮助能够提高抑郁症患者生活质量,促进社会功能恢复。很多家庭对抑郁症不了解,对患者有误解或对治疗缺乏信心,缺少对患者应有的关爱、理解及精神和物质上的支持。患者的家庭功能受损越严重,疾病的复发次数越多。所以,家庭应以积极的态度尽力改善家庭环境,理解和支持患者,以有效防止抑郁症复发。

4. 社会技能训练

社会技能训练是通过矫正消极的动机来建立正性期待。对于抑郁症患者而言,服药依从性差,不仅仅是个体的态度问题,更是缺乏应对自身疾病技能的体现。通过社会和独立生活技能训练,将抑郁症患者应对疾病的能力与社会工作能力结合在一起,具有较好的可操作性、可应用性。

5. 心理危机干预

危机干预可以从心理层面解决迫在眉睫的危机,消除或缓解患者身心紊乱症状,使心理功能尽可能恢复到危机前水平,并获得新的应对技能,预防心理危机再次出现,具有快速、有效、实用等特点。对抑郁症患者定期进行危机干预,不仅可以明显提高临床疗效,降低复发率,还能改善患者的认知功能,预防自杀。

抑郁症患者该如何调整自己的心态

抑郁症患者往往存在不同程度的病耻感,常惶恐、羞愧、自觉有罪、自尊丧失。病耻感会让患者丧失独立生活的能力,难以适应社会环境,严重影响身心健康。

1. 正确认识抑郁症

抑郁症被称为"心灵上的感冒",只是一种普通的疾病,具有普遍性和预后良好的特点。患者应该知道当下负面的状态是疾病导致,而并非自身的问题,不能说明个人心胸狭窄,也不能说明个人品质低劣或意志薄弱,不要戴上有色眼镜,感到悲观绝望,而应保持平常心,像对待感冒一样轻松接纳、积极应对它。在出现抑郁症状时,应告诉自己:"我的情绪感冒了,正在发烧,还会打喷嚏,现在很痛苦,但只要坚持治疗,一切都会好起来的。"

2. 勇敢面对抑郁症

抑郁症患者自我评价降低,情感脆弱,对待事物敏感,生活中细微变化便能引起较常人更大的反应,痛苦不已。患者首先要清楚的是,此时萎靡的状态、愁苦的心态并非来源于真正的自己,而是疾病所致;要对自己足够宽容,接纳当下因疾病带来的不良状态,积极调整心态,正视疾病,早日走出抑郁阴霾,迎接更好的生活。

3. 积极治疗抑郁症

抑郁症并非不可战胜,患者应坚信它可以治愈,不盲目悲观绝望,不要被一些传言或网络信息所误导,应积极主动配合治疗,遵循医嘱,规律复诊,完成系统的维持与康复疗程。虽然抑郁症有较高的复发率,但经过系统的全病程治疗,大多数患者会有良好的转归,可摆脱疾病折磨,重新拥抱健康生活。

4. 坚持正常的生活

积极的生活态度对抑郁症患者的康复非常重要,生病后选择放弃工作其实并不可取。抑郁症临床治愈后,应在坚持治疗的同时,努力摆脱患者的角色,回归正常的生活轨道,主动进行社交活动,懂得与家人、朋友分享自己的感受,不要沉默压抑内心,勇于面对社会上可能出现的偏见,增强个体对不良心理刺激的抵抗力。

抑郁症患者该如何保持平稳情绪

1. 提高自身依从性

患者依从性是判断抑郁症复发风险的一个重要指标。良好的依从性是居家康复患者维持健康状态、减少复发、提高生活质量的有力保证。患者在接受治疗前,可以主动请教主治医生治疗与康复相关问题,如疾病的特点及药物的不良反应等,消除疑虑及病耻感。还要改变一些不良生活习惯,如抽烟、喝酒等。坚持复诊,与主治医生保持联系,遇到服药难题或应激事件,应及时复诊或与医生沟通。

2. 经常整理琐碎思虑

抑郁症患者经常沉浸在琐碎思虑中,为此苦恼而难以自

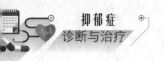

拔。虽然有时会认识到自己想法或情绪的不合理，但无力摆脱。这时可以尝试将那些琐碎思虑记录下来，通过整理分析会发现患者所担心的事情并没有想象中那么严重，苦恼与忧虑也会随之减轻。

3. **勇敢走出家门**

抑郁症患者受症状或病耻感的影响，往往自闭家中，拒绝与人接触。自我封闭行为会导致社交、生活、工作能力下降，这种能力下降又会加重患者的低价值感和悲观绝望情绪，从而形成恶性循环。打破这种恶性循环的要点就是强迫自己走出去，多接触朋友，参加社交活动或旅游。尽管初始内心会很痛苦，但是只要坚持一段时间，负面的情绪就会被外部环境慢慢消融，自信心就会被重新燃起。

4. **坚持适量运动**

抑郁症即使在康复期也会有被动、疏懒等症状，再加上部分抗抑郁药物会有疲乏无力的不良反应，很多患者不愿运动与锻炼。由于长期运动量不足，患者会出现发胖、代谢紊乱、睡眠障碍等问题，这些问题反过来又成为抑郁症复发的风险因素。每天坚持适量运动，不但能够预防抑郁症的复发，而且能够改善躯体状况，促进身心健康。

5. **阅读书籍拓宽视野**

阅读能够开阔心胸、拓宽视野，有益于人格的发展和自我实现，有助于维护心理健康。研究显示，阅读好的文学作品能平和心态，促进个体更好地面对生活中的挑战和挫折。个体可以根据自身特点，不同阶段身心发展与思考能力，书籍与个人问题的相关程度,生活经验与兴趣等,选择合适书籍。抑郁症患者最好选择正面温暖,具有激励作用,能舒缓情绪、释放压力和解决心理困扰的书籍。

抑郁症患者该如何管理自己的睡眠

1. 适度睡眠

过少或过多的睡眠都会对大脑功能产生负面影响,睡眠过程中人的基础心率降低,血液循环减慢,机体代谢能力下降,长期过度睡眠会导致大脑及躯体肌肉组织供血、供氧量减少,从而使脑细胞及肌肉组织出现继发性的缺氧状态,进而造成身体的疲劳感。过度睡眠甚至还会导致短时记忆、推理能力和语言能力等认知功能的下降。

2. 放松心态

导致失眠的原因有很多:一是换了新的环境,睡眠条件和家中不同,或者周围环境过于嘈杂等;二是躯体不适,某些疾病或其他原因导致的疼痛等躯体不适;三是不良习惯,包括睡前喝浓茶、饮酒、玩电子设备等。

偶尔的失眠并不会导致抑郁症的复发,无须过分关注。要学会接受不完美,对于生活中的些许改变不要惶恐不安,应顺其自然,同时也要积极调整不良习惯,减少导致睡眠问题的因素。如果频繁无故失眠、早醒、入睡困难,则需要关注内心情绪状态,正视可能出现的异常,及时复诊寻求专业帮助。

3. 应对多梦

做梦是一种生理现象，是人脑的正常生理活动，对机体的身心健康有一定的裨益，如提高记忆力、改善不良情绪等。但如果整晚处在梦境中，梦的内容有较多的焦虑、恐怖内容，频繁被噩梦惊醒，导致精力下降，影响第二天的工作生活，就要引起重视，检查并适当调整所处的睡眠环境与习惯，及时到医院就诊。

4. 睡眠卫生

如何拥有良好的睡眠呢？建议如下：一是睡前 4～6 小时内避免咖啡、浓茶或烟草等兴奋性物质，这类物质会兴奋大脑皮层，让人难以入睡；二是睡前不要饮酒，特别是不能利用酒精帮助入睡；三是坚持每日安排适度的体育锻炼，但是睡前 3 小时内应避免剧烈运动；四是晚饭时间不宜过晚，不要吃得过饱，睡前不宜暴饮暴食或进食不易消化的食物；五是睡前 1 小时内不做容易引起兴奋的脑力劳动或观看容易引起兴奋、悲伤等情绪波动的书刊和影视节目；六是卧室环境应安静、舒适，保持适宜的光线及温度；七是保持规律的作息时间，每日卧床休息以及次日起床的时间大致相同，形成较为稳定的生物钟；八是睡前不要频繁玩手机、电脑等电子设备，很多电子设备的蓝光会影响褪黑素的释放，导致生物钟错乱，降低睡眠质量。

抑郁症康复期应不应该有性生活

健康的性生活，不仅能进一步增进感情，对于身心健康也有一定的益处,如提高机体免疫力、预防心脑血管疾病、保护女性乳房及稳定月经周期、降低男性前列腺疾病患病率等。性生活可以促进人体产生内啡肽、5-羟色胺(5-TH)等神经递质,这些物质对情绪有改善作用;健康的性生活可以带来被接纳感和愉悦感,有利于释放心理负面情绪的郁积,缓解生活压力;合理、适度的性生活,会让患者重振信心,早日走出抑郁情绪。但纵欲过度会导致体质变差、性器官早衰,甚至对于性爱产生厌倦感,进而引起情绪变化,对于抑郁症患者而言,健康适度的性生活非常重要。

由于疾病与药物的影响,抑郁症患者可能出现性欲减退,在急性期没有兴趣及体力来完成性生活,而不满意的性生活又会加剧自卑、悲观、绝望和焦虑等症状。所以,急性期抑郁症患者对于性生活不要抱有过高的期待,另一半也要给予足够的理解与包容。

怎样的饮食习惯有益于抑郁症患者康复

健康、科学的饮食模式可以在一定程度上缓解抑郁情绪,促进患者康复。

1. 地中海式饮食

地中海式饮食是一种营养学家所推荐的膳食模式,为居住在地中海地区的居民所特有,所以称之为地中海饮食。特点如下:①多食植物性食物,包括蔬菜、水果、谷物、坚果、豆类等;②每周食用鱼类、禽肉和蛋类;③适量饮用乳制品,酸奶中含有丰

富的优质蛋白质,可用于调制水果沙拉作为加餐和零食。

2. 适量摄入甜食

长期过量食糖,会使患抑郁风险增加,日本研究者在一项近千人的三年追踪研究中发现,每天过多摄入甜饮料会增加患抑郁症的风险。中国居民膳食指南参考了 2015 年世界卫生组织(WHO)的建议,提出对糖摄入量进行限制,每日不超过 50 g,最好限制在 25 g 以内,而每 100 g 冰激凌含糖 23.8 g,100 g 蛋糕含糖 64 g,随意一小块甜品就已经超过每日摄入量,因此甜食虽然诱人,一定要适量控制。

3. 慎食油炸食品

油炸食品被世界卫生组织列为垃圾食品之首,此类食品常以反式脂肪作为原料,不仅极易让人发胖,还会损害记忆力,诱发心脑血管疾病。受疾病影响,抑郁症患者胃肠道功能往往不佳,难以消化油腻食物,油炸食品容易增加胃肠道负担,产生不适感。抑郁症患者精力、体力的下降,也不足以支持患者进行大量体育运动来代谢掉油炸食物带来的大量卡路里。所以抑郁症患者应当慎食油炸食品,尽量减少食用次数及摄入量,合理科学饮食才能收获身心健康。

烟、酒、咖啡、茶对抑郁症患者有影响吗

1. 烟草对抑郁症的影响

香烟中含有大量的有害物质,长期吸烟会对身体造成伤害。

吸烟也会提高抑郁症的患病率,其原因可能是香烟中含有的尼古丁会改变大脑中5-羟色胺(5-TH)的含量及分布,从而引起情绪的变化。长期吸烟还会导致某些抗抑郁药物浓度的降低,如氟伏沙明、度洛西汀、米氮平及曲唑酮,对治疗效果产生一定影响。长期吸烟的患者在服用抗抑郁药物期间,药物浓度随吸烟频率的变化发生波动,会导致药物不良反应发生率的升高,影响服药依从性。因此,建议抑郁症患者戒烟或尽量减少吸烟的频率与数量。

2. 饮酒对抑郁症的影响

部分抑郁症患者处于悲观沮丧时,会通过酒精来麻痹自己,寻求片刻的心理安慰。但是当酒醒后,仍然会回到抑郁情绪当中,容易产生酗酒,甚至达到酒精依赖的程度。酒精依赖又会增加焦虑、抑郁的共病风险。服药期间大量饮酒,不仅会影响血药浓度,还会加重药物不良反应,如严重的肝损害等。所以患者在抗抑郁治疗期间应杜绝饮酒行为。

3. 咖啡对抑郁症的影响

咖啡因可以间接促进5-羟色胺(5-TH)和多巴胺(DA)的释放,而这两种化学物质会改善个体的情绪状态。研究显示,每天适量饮用咖啡,可以有效降低抑郁症的发病风险,建议每天咖啡因的摄入量控制在100~400 mg之间。许多人饮用咖啡有加糖加奶的习惯,而摄入过多的糖类、全脂奶类也会影响身心健康,在添加时应注意适量。另外,不建议睡前饮用咖啡,避免导致睡眠节律的紊乱,引起抑郁症复发。

4. 茶对抑郁症的影响

饮用绿茶、花茶可以改善抑郁情绪,对患者具有保护性作

用。绿茶或花茶中,含有大量的茶多酚,茶多酚可以升高脑内5-羟色胺(5-TH)以及去甲肾上腺素(NE)的水平,还可以通过抑制下丘脑-垂体-肾上腺轴,降低血清皮质醇及乙酰胆碱水平,从而达到缓解抑郁情绪的作用。如饮茶对睡眠造成影响,则需调整饮茶时间及浓度,找到适合自己的饮茶方式。

服用保健品是否有益于抑郁症康复

现代社会中,各类保健品琳琅满目,充斥在人们可触及的空间。广告媒体铺天盖地、夸张的效果宣传,导致部分人群对保健品推崇备至,希望通过保健品来替代药物达到治疗作用。但保健品是一种不以治疗疾病为目的,具有调节人体生理机能、预防疾病、促进健康功效的食品,绝不能替代药物。

当抑郁症患者处于康复期时,在有效药物治疗的基础上,可以选择部分保健品来提高康复水平。一是适量补充维生素 D,维生素 D 缺乏可能会造成神经递质合成受损,使多巴胺(DA)、去甲肾上腺素(NE)及肾上腺素(A)的合成减少。补充维生素 D 可以缓解抑郁情绪,推荐剂量为每日 10 μg,餐后半小时内服用。二是补充叶酸,体内叶酸缺乏会导致同型半胱氨酸蓄积,进而影响 5-羟色胺(5-TH)、去甲肾上腺素(NE)等神经递质的合成,推荐剂量为每日 0.5 mg。三是合理使用褪黑素,褪黑素为目前保健品市场上比较热门的一个产品,主要宣传功效为缓解抑郁、改善睡眠。研究发现,抑郁症患者发病时机体褪黑素水平降低,适量补充褪黑素可以起到缓解抑郁情绪的作用。褪黑素作为一种节律信号,能够矫正人体生物钟、改善睡眠节律、提高睡眠质量,推荐剂量为每晚 1.5～3 mg。保健品的服用一定要严格按照产品说明书进行,不可擅自增大剂量服用,以免产生不良反应,损害身体健康。

对于抑郁症患者而言,保健品只是锦上添花,不能达到雪中送炭的效果。在人们日常忙碌生活中,如果某种微量元素摄入不足,可以通过服用保健品来补充,但并不建议抑郁症患者通过服用保健品来达到治疗目的,还是应遵循专科医生建议,通过抗抑郁药物全病程治疗来促进抑郁症长期康复。

什么样的居家布局有益于抑郁症患者康复

许多人在布置环境时,将自然界的植物、水体、假山等复制到居家生活中,以满足自己的心理渴求。当人们拖着忙碌了一天的疲乏身躯回到家里,这里便是卸去疲乏的地方,不论这疲乏来自身体还是心理,家总会带来慰藉。

1. 空间布局

空间布局作为居家环境的构架基础,不同的空间、形状,将给人们完全不同的心理感受。如果长期处于过于巨大、空旷的场所,往往会有不安全感和迷失感。当空间过于狭小或拥挤,则会使人感到紧张和压抑。现代室内设计越来越多地融入错层空间、穿插空间等设计手法,注重恰当安排空间结构分布,其

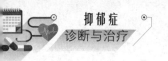
目的之一就是为人们提供更加稳定、安全、舒服的空间视觉感。

2. 色彩搭配

居家颜色处理应温馨得当，以暖色调为主，光彩明亮，也可以根据个人喜好适当调整。在色彩选择时需要注意以下几点。紫色一般不适合卧室，有人喜欢紫色的雍容大气，但大面积的紫色会让空间色调变深，光线变暗，让人感到压抑。黑白色配比不可对半，黑白配的房间是现代居家设计的潮流之一，科技感、现代感十足，但如果两色等比使用就太过浮夸、花哨，长时间在这种环境里，会使人变得紧张、烦躁。如果真的喜欢黑白配比，建议以白色为主，黑色为辅。慎用粉红色，新婚夫妻喜欢用粉色制造浪漫，但浓重的粉红色会让人一直处于亢奋状态，时间一长，容易引起烦躁情绪。工作繁重、性格外向活跃的人，家里颜色对比不要太强烈，柔和的色调更能对身心起到帮助作用。

3. 家具陈列

家具的位置摆放也会影响人们的情绪，不当的家具布置会导致家庭氛围紧张和成员关系疏远。良好的家具布局设计能够增加家庭成员的亲密感与舒适度，例如家庭布局要注重私密性，工作学习与休闲的分区要明显；儿童的居住环境布置要格外用心，需温馨、和谐，并依据儿童成长的各个阶段适时调整，这样才有利于儿童身心的健康发展。同时居家摆放的物品要注意将实用性与观赏性相结合，以给生活带来便捷及艺术感。

社交能提高抑郁症患者的康复效果吗

人类是一种社会性很强的群居动物,社交活动无时无刻不体现在日常生活中。早在1943年的《人类激励理论》一文中,马斯洛就提出了需求层次理论,将人类需求分为五层:生理需要、安全需要、归属和爱的需要、尊重需要、自我实现的需要。当人类的生理需要和安全需要得到满足后,便需要与他人建立起亲密的关系,在社会中得到尊重和实现自我。有效的社交活动有助于缓解抑郁症状,改善社会功能及提高康复效果,独处则会加剧患者的孤单无助感,造成情绪的波动。

部分抑郁症患者性情内敛,缺乏社交技能,社交圈子小,可以先开展社交技能训练来提高社交能力。具体措施如下。

(1) 先与熟悉的人进行语言交流,练习交谈的基本技能、表达和理解能力。抑郁症患者的交流可以先从周围朋友开始,锻炼言语沟通的交流能力,待能力提升后再转向陌生人。

(2) 进行人际交往基本技能训练,帮助患者掌握与人交往时距离、身体、眼神、表情、动作等细节问题,纠正既往不良习惯,提高交往技巧。

(3) 通过自信心训练,发现自己的优点和特长,增强自信心;以剧情故事模拟练习的方式学会应对生活中拒绝请求表达不满等场景。通过提高自身情感的表达能力与社交技能,增强自信心,改善社会交往内心体验,建立有效的社会支持系统,有益于

情绪的稳定,减少抑郁症复发概率。

音乐能提升抑郁症患者的治疗效果吗

音乐治疗是运用音乐技术来对人体进行刺激或催眠,达到促进健康的目的。音乐治疗具有悠久的历史,早在《黄帝内经》中提出了以"宫、商、角、徵、羽"五种调式的音乐来对应人体五脏进行治疗。经过漫长发展,1944 年音乐治疗在美国密歇根州大学正式成为一门学科。近年来,因音乐治疗能在抑郁症的预防和缓解中取得一定的效果而受到大众关注。倾听音乐可使人情绪改变,其原因可能是音乐刺激能影响大脑某些递质,如乙酰胆碱(ACh)和去甲肾上腺素(NE)的释放,从而改善大脑皮层功能,或音乐刺激直接作用于下丘脑和边缘系统等主管情绪的神经中枢,对情绪进行双向调节。

音乐疗法的实施,通常来说要基于个体的生理、心理和情绪特点,由专业的音乐治疗师制订个性化治疗方案。音乐节奏缓慢,最高水平为 60 dB,持续时间为 20～60 分钟,可使患者达到最佳放松效果;音乐速度为每分钟60～80 拍时,可使人处于安静状态;更快的速度可帮助抑郁或沮丧的患者进入振奋状态。音乐治疗前应对患者进行访谈,充分了解患者的受教育程度以及兴趣爱好等,综合分析患者情况,协助其选择舒缓情绪的治疗音乐,起初可以优先选择患者平日喜欢的音乐类型,治疗逐渐推进后,渐调整为曲调舒缓、轻柔的治疗性音乐。治疗应选择安静、隔音的环境,以保证不被打扰。患者以舒适的姿势平静仰卧于治疗床上,肢体充分放松,治疗师应陪伴在身边,及时观察、询问患者的感受,引导患者思考生活中的积极事件,并根据患者的反馈及时更换音乐和调整治疗模式,用音乐启发患者展开自由联想,强化积极体验。频率为每周3次,每次约30分钟。音乐治疗的治疗效果存在量效关系,经过4次治疗后,音乐治疗可对抑郁症状产生轻微的影响,10次以上治疗可对抑郁症状产生中等影响。

音乐疗法作为现代医学的辅助疗法,可用来提升患者的康复效果,不能取代系统药物治疗方案,所以不可以完全依赖音乐治疗而放弃药物治疗。

旅游是否有益于抑郁症患者的进一步康复

首先要评估抑郁症患者当前状态,如果其正处于疾病急性期,存在悲观厌世想法,则不建议外出旅游。因为,旅途中的许多场景,可能加剧患者的悲观想法。如患者执意旅游,家人应做好陪伴及照料工作。不建议选择"秋风萧瑟、沉重缅怀"等旅游景点,有可能加剧患者的消沉情绪。

时机得当、安排合理的旅游有益于患者的进一步康复。一是适当的户外活动能有效改善患者身心状况。患者改变平时的生活模式,走出家门,增加活动量,感受阳光的温暖,可以促进血液循环、增强机体免疫功能,怡悦心情,陶冶情操,健身调神,改善负面情绪。二是旅游过程中家人的陪伴及适当的社会交往能

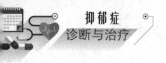

让患者的交流需要得到充分满足。相比于封闭的日常居家环境,走出家门体验多样化的生活空间,体验不一样的自然环境和人文氛围,有助于患者了解社会,融入社会。同时旅游有助于患者转移注意力,从过于关注自己转向关心他人,可以提高社交能力,改善人际关系,完善社会支持系统,预防抑郁状态的再次发生。三是旅游可以开阔眼界,帮助患者修养情志。中国传统医学所说的情志,指人对外界客观事物的刺激所做出的情绪方面的反应,中医将其概括为七情,即喜、怒、忧、思、悲、恐、惊。人类的情绪和行为方式的改变与认知方式密切相关,通过改变不恰当的认知方式可以达到改善情绪和行为障碍的目的。抑郁症的病因部分源于患者对自我和社会的认知失当,通过对外界客观环境或事物情绪反应的自我调节和转变错误的思维方式,将心情调节到最佳状态,培养自己的情志,做到情志健康。

抑郁症患者康复期的生活状态已经与患病前相似,没有明显的悲观厌世想法,应有规划地外出旅游,以缓解工作和生活的压力,提高身心素质。

抑郁症患者能不能参加工作

抑郁症患者是否可以参加工作?这个问题的答案并非是非黑即白,需要从病情的严重程度、康复阶段,以及患者本身的心理承受能力等多个方面来综合考虑。如果患者处于疾病的康复期,建议恢复工作,尽早去融入社会,在社会环境中实现自我疗愈。部分患者恢复良好,有能力去参加工作,却整日待在家里,导致社交、职业等社会功能退化,不利于长期康复,可能增加复发率。不要因为疾病而放弃工作,工作是有效社会支持系统最为重要的一个组成部分,是个体心理机能维持平衡的关键环节。

恢复工作后,抑郁症患者仍需注意以下几点。

(1)切记按规律服药。抑郁症康复期的维持治疗非常重要。恢复工作后,不论是因为病耻感作祟羞于当众服药,或工作繁忙忘记服药,都不可取。若是因工作过于繁忙而容易忘记服药,可依靠闹钟、电子药盒等设备做好服药自我管理。

(2)对于工作应放松心态,不可急功近利。抑郁症患者受疾病的影响,工作能力可能尚未恢复正常水平,上班之初可能会遇到许多挫折,建议制订一份渐进式工作计划表,逐步去完成目标,挑战自我,及时对工作成绩进行自我鼓励。

(3)注意工作性质、种类是否会导致病情波动。若明确感受到当前工作导致了病情波动,应分析导致病情波动的原因,及时对症处理。经调整后状态恢复,可继续参加工作。如果是工作性质容易导致病情反复,且患者确实难以通过调整自己来适应,那么应及时暂停工作,或考虑更换岗位。

工作既可以扩大视野,增加对现实环境的体验,又能锻炼患者的社会适应能力。从事兴趣匹配、氛围温暖的工作,可以使抑郁症患者获得价值感,提升自信心,对疾病会起到很好的疗愈作用。患者在工作过程中,也需要反思个性上的不足,做一些合理的修正和完善,矫正自我认知上的偏激成分,进一步促进个性成熟和提高心理韧性。

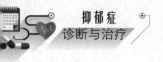

患抑郁症的孩子应不应该休学

对于孩子是否休学,需要经过多方面分析谨慎做出决定。

(1) 评估孩子病情严重程度及危险行为风险,如果孩子为轻中度抑郁,且并没有明显的消极观念及消极行为,日常生活能自律,则可以通过规律门诊随访来治疗抑郁症,不需要休学。

(2) 经过系统治疗后,当前抑郁情绪并不突出,但孩子本身抗拒校园生活,习惯在家中享受家人关爱和自由散漫的状态,此时应要求孩子复学,但不可操之过急,应循序渐进引导孩子回归校园生活,也可以求助专业心理咨询、治疗师帮助孩子恢复读书信心。

(3) 如果经评估发现孩子的抑郁情绪与校园生活密切相关,如遭遇校园霸凌事件、校园不公正待遇等,则需要家长出面解决此类问题,待解决此类生活负性事件后,再回归校园也不迟。

(4) 经评估后,孩子处于抑郁症急性期,且存在明显的消极观念,甚至已经发生过消极行为,则建议家属带孩子至精神专科医院系统治疗。这种情况不建议给孩子过多独处时间,家属要做好 24 小时陪护,严防危险行为发生。待经过急性期治疗后,可再次评估孩子情况,以拟定复学计划。

当孩子恢复校园生活后,不要对孩子的学业有过高期待和要求。抑郁症会导致孩子的注意力、记忆力、精力出现一定程度的下降,对其学习成绩造成影响。家人可以引导孩子转变学习目标,适当降低学习成绩预期,避免孩子对自我能力产生怀疑,甚至变得更加自卑、不自信。抑郁症恢复初期,孩子上下学的过程中,建议家人做好陪伴,以防孩子出现突发的情绪失常或消极行为。因疾病影响,孩子的部分表现可能与校园要求不符,建议家长就孩子情况与校方进行沟通,提前征得校方包容理解,有利于维护孩子良好心理状态。老师可以通过校方角度,协助观察孩子在校情况,对于孩子的异常表现及时与家属沟通,以便及时干预。校方需对孩子患病一事进行保密,以免孩子陷入舆论风波。对于服药情况,一般抗抑郁药半衰期较长,可以每日服用一次,建议在家中服用,以免携带至学校后产生漏服药行为。如果孩子学习压力较重,课后作业多,应向校方申请暂时减少作业量,以保证孩子充足的睡眠。

如何通过科学运动改善抑郁情绪

抑郁症患者常自感体力下降,懒散被动,而长时间缺乏运动会使肌肉无力,血液循环减慢,反过来加剧疲劳感。因此,患者进行适度的体育运动非常重要。运动疗法是体育运动在医学中的应用,操作简单易行,大大减少了医疗成本,而且几乎没有副作用。运动疗法不仅可以改善抑郁症症状,还能提高患者的自信心、抗压能力及生活质量。

运动疗法应结合患者的喜好施行,避免产生厌烦抵制情绪。在运动的过程中必须要做好生命体征监测,如通过佩戴运动手

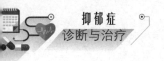

环等健康运动工具来监测心率变化,以评估运动强度。切忌好高骛远,初期不宜开展难度过大的运动训练,以免产生挫败感导致放弃运动。应由易到难,逐步展开,让患者逐渐在运动过程中增强体质,建立自信。运动结束后,应进行放松练习来缓解运动所带来的肌肉酸痛感。每次运动训练时间为 20～40 分钟,每周 3 次,强度控制在最大心率(最大心率＝220－年龄)的 60%～80%,每次训练间歇时间不要超过 3 天,持续 9 周左右。

对于抑郁症患者来说,建议选择便捷易行的运动方式,例如跑步、散步等。正式跑步前应先慢跑数分钟,当身体微热、出汗时开始做一些拉伸韧带的练习(如扩胸、踢腿、压肩),使全身舒展开来,以免跑步时拉伤韧带或肌肉。跑步速度要控制得当,建议刚开始练习跑步者,初拟路程为 3 千米,大约花费 40 分钟跑完全程。待身体适应跑步强度后,再逐渐加大运动量。不建议空腹跑步,以避免低血糖发作,跑步前需要补充水分,时机最好选择在餐后 40 分钟后。跑步结束后,应再次进行放松练习,拉伸韧带,按摩腿部肌肉。

散步时要注意动作、姿势,应抬头挺胸、视线平视;收腹,身体重心向前移;上肢与下肢配合协调,步伐大小适中,两脚落地保持节奏感。单次散步时间应达到 40 分钟以上,可根据个人体力适当调整时长。抑郁症患者初期散步时,可能出现体力不支的情况,应拟定小目标,循序渐进。

运动可在傍晚进行,但不宜过迟,睡前 3 小时内不应做长时间的运动,以免影响正常睡眠。针对躯体条件不同的个体制订个性化的运动训练方案能够有效促进抑郁症患者康复。药物治疗对重度抑郁症患者仍是必不可少的。药物、运动、心理辅导等手段多管齐下才能取长补短,产生交互效应,发挥最大治疗效果。

如何通过冥想练习改善抑郁情绪

冥想是以获得深度的宁静来增强自我认识、改善意识状态的一种方式,是停止当下所有自我意识,达到忘我境界的一种心灵自律行为。

冥想步骤简单、容易操作,可以在家中做一些练习。下面介绍一下呼吸冥想法的操作步骤。

第一步:以舒适的姿势盘腿而坐,背部挺直,双手自然放松,置于膝盖上。逐步放松,从脸颊到眼睛、鼻子、嘴唇、舌头、脖子、肩背、上臂、前臂、双手、腹部、臀部、大腿、小腿、双脚。

第二步:闭上眼睛,把注意力放在呼吸上,注意用鼻子呼吸,缓缓地、柔柔地吸入空气,感受空气从两侧鼻孔流入气管,再渐渐进入胸腔,到腹腔。再从腹腔到胸腔,再到气管,最后从两侧鼻孔慢慢地呼出,渐渐地能感觉到自己的呼吸缓慢而均匀。

第三步:尽可能地放松呼吸,几分钟后呼吸状态会慢慢平稳下来,内心会越来越平静。此时继续观察自己的呼吸,仔细体会呼吸的节奏。呼气、吸气会越来越安静、平稳,体会吸气和呼气之间的平和。吸气时,想象自己置身于大自然之中,吸收来自大自然的能量馈赠;呼气时,感觉所有的紧张、悲伤、不幸,统统以浊气排出体外。

呼吸冥想法训练的要点如下。

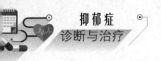
（1）刚开始不要刻意调整呼吸节律，只需仔细观察呼吸的节奏、频率，仔细地听呼吸的声音。

（2）当注意力不能集中在呼吸上时，不要急躁，静静地体会注意力的漂移，然后慢慢地把意识引回到呼吸上。

（3）起初练习时，可能并不会感受到冥想的舒适、宁静，但是随着练习熟练度的提高及时长的增加，一定能感受到呼吸冥想带来的改变。

（4）对于单次冥想的具体时长不要过于刻板，可根据自己的状态来调整，不论是 5 分钟还是 30 分钟，只要能达到满意的效果，便是一次成功的冥想。

虽然冥想只是抑郁症的辅助疗法，不能完全取代药物治疗，但康复期的合理应用可以有效减少抑郁症的复发率。

如何通过自我正念训练预防抑郁症复发

正念是源于佛教的修行方式，属佛教的八正道，西方心理学家和医学家将这种禅修方式自佛教中提炼出来，去除其中宗教成分而形成的一种心理治疗体系。正念理念强调不带批判意识的洞察当下身心体验，是心无杂念、专注当下的一种状态。正念疗法可以改善抑郁症状，提高治疗依从性，降低复发风险及提升生活质量。

下面介绍一种简单的正念训练方法，即身体扫描正念疗法，每天抽出 15～25 分钟进行练习，能够起到减压、缓解焦虑的作用，长时间坚持能达到改善抑郁情绪，降低复发率的目的。身体扫描正念疗法操作流程：首先找到一个安静、温度适宜的空间，确保不会被打扰。可以躺下或坐下，坐时需坐在椅子前二分之一处，背部挺直，双肩放松，找到一个最放松的姿势。然后缓缓闭上双眼，将身体的重量全放在椅子上，把注意力放在腹部，注意力跟随着腹部的起伏，感受到每一次呼气都会让身体更加放松。留意此刻的感受，不管身体哪个部位感到舒服或疲惫，只需要觉察，不要刻意控制身体。想象有一道柔和的光，从头顶开始，慢慢向下移动，慢慢扫过额头、眉毛、眼睛、耳朵、鼻子、嘴、下巴、脖颈、胸腔、腹部、背部、双臂、手指、腹腔、臀部、小腿、脚掌、脚趾。身体随着柔光所在的位置，一点点放松下来，从上到下，从外到里。这只是简易模式，如果感兴趣可购买正念训练相关书籍或音像资料，跟随指导语进行系统训练。

正念训练需注意以下几点：一是做好练习计划，每天抽出一部分时间来做正念练习，对于练习时间有一定规划，可由短至长逐渐调整，逐步达到适合自己的练习时长。二是正念训练不是简单放松，其重点为察觉当下能感受到的所有体验，并允许接纳各种体验的产生，不逃避、抗拒，而放松的感觉只是正念训练带来的附加品。三是不恐惧正念时出现的负性体验，以旁观者角度面对这些负面体验，不作任何评判，接纳、顺其自然。

抑郁症患者应该如何培养兴趣爱好

抑郁症患者兴趣及愉悦感下降，常会因无聊而感到痛苦。

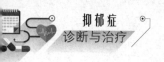

部分处于康复期的患者,仍觉状态不佳,感到没有恢复到病前功能水平,为疾病复发埋下隐患。患者应主动寻找兴趣点,培养广泛的兴趣爱好,积极参与文体和社交活动,从中得到快乐和满足,调解心理状态和保持心理健康。

培养兴趣爱好,要先弄清楚自己喜欢什么,根据平日喜好来培养兴趣,抗拒性小,积极性高,易于长期坚持下去。若不清楚自己喜欢什么,可参照周围同龄人的喜好,或请朋友推荐。团体活动是一个不错的选择,因有专人带领和督导,有利于将此项活动坚持下去;或者可以回忆年幼时是否有特别喜欢但却基于当时条件没能实现的愿望,可以将此类兴趣爱好在此时完成,既能实现幼时难以忘怀的梦想,又能给自己带来心灵的满足。

当然,兴趣爱好的培养需参考个人实际情况,如资金、时间条件。需要注意的是所培养的兴趣既能从中获取快乐,又不违背法律、道德及社会秩序,不损害健康,不让他人反感。培养兴趣更不能急功近利,三心二意,而要循序渐进,贵在坚持。

美国心理学家马丁·塞利格曼曾说:投入的生活聚焦于满足感而非愉悦感,人们会尽可能尝试各项活动,而不是只挑眼下会带给自己愉悦感的。这种追求充实的满足而不是当下愉悦的生活方式,更能帮人们建立对生活的兴趣。所以抑郁症患者需调整心态,能够将所有的热情投入到生活当中,无论遇到大事、小事,都能在其中体验生活的乐趣。为了快乐,我们应该调整自己的生活态度,用心感受生活、体验生活、投入生活。

抑郁症患者应该如何管理体重

患抑郁症后体重常发生较大变化,急性期因食欲差、食量少体重常快速下降,康复期又因睡眠多与药物因素导致过度肥胖。抑郁症患者应根据体重指数(body mass index, BMI)测评结果制订体重管理计划。

1. BMI 正常

BMI＝体重(kg)/身高的平方(m^2),成人标准值是 BMI 18.5~23.9。如果测得数值处于正常标准范围,则不建议刻意减肥,应保持日常健康饮食习惯,进行适当体育锻炼。

2. BMI 过高

如果 BMI 过高(BMI≥24 属于超重,BMI≥28 为肥胖),则应考虑制订健康减肥计划。首先要评估体重增加是否与抗抑郁药物相关,若体重是在服用抗抑郁药物后明显增加,则咨询精神科医师是否需要调整治疗方案。如果更改抗抑郁药物方案存在难度,或患者在服用抗抑郁药物之前 BMI 就已经过高,则应从根本上纠正饮食习惯,控制食量,低脂低糖,同时加强锻炼,增加日常运动量。体重管理是否成功的关键就是能否坚持"管住嘴,迈开腿"。

3. BMI 过低

抑郁症患者体重过低(BMI＜18.5),需考虑两方面原因,一是患病前基础体重偏低,二是因抑郁症的食欲减退症状所致。

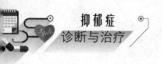
若是后者,通过系统有效的抗抑郁治疗后体重自然会有一定增加。如果为病前基础体重偏低,建议至相关医院进行健康筛查,查明体重过低是否为生理疾病所致。若无生理疾病,则需注意合理补充营养,并适当增加运动量。运动可提高代谢能力、增长食欲,从而达到健康增重的目的。

抑郁症患者月经期如何管理情绪

女性月经期可能会产生抑郁、焦虑等不良情绪,是抑郁症复发的危险期。经期情绪变化的主要原因是体内激素分泌变化以及身心应激反应,导致下丘脑-垂体-肾上腺轴的功能紊乱。抑郁症患者在月经期该如何管理自己情绪呢?

1. 避免过度紧张

个别女性在月经期会出现下腹胀、腰酸、疲倦、嗜睡、焦躁、悲伤等情况,这些均属正常现象,不必过分紧张,徒增压力,应保持精神愉快,避免精神刺激和情绪波动。

2. 合理分配时间

经期临近时状态相对较经期时好,应当及时将工作、生活重心偏移,将重点工作与生活琐事及时完成,避免延期至经期以致压力过大,引起烦躁不安情绪。

3. 注意饮食健康

经期应注意忌食辛辣、生冷刺激类食物,尽量避免富含咖啡因、酒精的食物或饮品,同时注意补充矿物质,如钙、镁、钾;少食多餐,保持营养均衡,多食蔬菜、鸡肉、鱼肉。这样可以有效减缓痛经,降低经期不适,从而改善情绪。

4. 养成运动习惯

研究发现女性适量运动有利于缓解和消除月经的不适症状,但不建议短跑、打篮球等剧烈运动,可以进行有规律的慢跑、瑜伽训练。同时,因经期时生理状态改变,运动时注意做好防护,避免发生感染。

5. 避免过于疲劳

经期应尽量避免身心过于疲劳,工作量力而为,该放下就放下,不硬撑、不熬夜。学会劳逸结合,工作之余找到适合自己的放松方法,舒缓紧张的神经,放松疲惫的身体。

6. 学会转移注意

主动把注意力从经期烦躁、低落等消极情绪中转移出来,如看书、听音乐、散步等。此方法不仅能有效终止不良刺激源对情绪的持续影响,也可以达到通过参加感兴趣的活动而产生积极情绪的目的。

7. 宣泄不良情绪

消极情绪并不会因为压抑而消失,甚至会因过分压抑变得更严重,适度的宣泄才能更好释放消极情绪。可以与知心朋友相约,一起对生活中造成消极情绪的事件进行吐槽、抨击,将自己内心体会到的不快乐诉说出来。或者是找寻一个僻静空旷场所,尽情呐喊,一般发泄完毕后消极情绪也会随之好转。

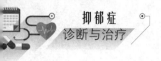

如何预防抑郁症患者的自杀行为

1. 全面评估自杀危险因素

如果患者具备下列 3 项以上危险因素,可以认为其具有较高的自杀危险性。

a. 有自杀家族史;

b. 有自杀未遂史;

c. 已经形成一个特别的自杀计划;

d. 最近经历了爱人去世、离婚或分居;

e. 最近由于经济损失或受虐待使得家庭不稳定;

f. 陷入特别的创伤而难以自拔;

g. 有精神疾病;

h. 有药物和乙醇滥用史;

i. 最近有躯体或心理创伤;

j. 独居,而且与他人失去联系;

k. 目前处于抑郁症的恢复期或抑郁发作正在住院治疗;

l. 在分配个人财产或安排后事;

m. 有特别的情绪和行为改变,如冷漠、退缩、隔离、易怒、恐慌、焦虑,或者社交、睡眠、饮食、学习、工作习惯发生改变;

n. 有严重的绝望或无助感;

o. 陷于经历过的躯体、心理或性虐待的情结不能自拔;

p. 有愤怒、攻击性、孤独、内疚、敌意、悲伤或失望等情感表达。

抑郁症患者如果有早醒、自主神经功能紊乱、严重躯体不适等明显的生物学症状,更易出现自杀行为。应当注意的是伴有明显的精神运动性迟滞的抑郁症患者较少有自杀行为,而抑制一旦解除,自杀的危险性反而增加。另外,某些有自杀企图的抑郁症患者为了转移他人的注意,情绪可能表现出突然的"好转",此时更要警惕自杀行为的发生。

2. 及时识别患者自杀信号

具有死亡愿望者是非常矛盾的,其思维是非逻辑性的,就像刀刃上的舞者,既想痛快的死去又想得到别人的关注。大多数犹豫不决或内心冲突的企图自杀者,都会表现出一些自杀信号或以某种方式寻求帮助。这些信号可能是言语或者行为。言语信号指口头或书面记录,可能直接说"我不想活了"或"死了更好",也可以是写遗书或赠言。行为线索可能是与亲人朋友告别、安排后事,甚至准备自杀工具或药品。

3. 早期实施有效监控和干预

患者的自杀企图或行为往往较为隐蔽,很难预防。经过评估有高自杀风险的患者,家属要给予足够的重视,密切观察病情和动向,严加防范。首先,家属应及时了解患者的心理动态,对有心理压力者,应鼓励其倾诉内心的痛苦,帮助其从痛苦的体验中解脱出来。对可能导致自杀行为的情绪低落、幻觉或妄想症状,应联系医生给予及时调整治疗。同时尽量消除患者周围的危险物品,将刀、剪、锐器、绳索等收藏起来,妥善保管患者的药品,以

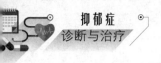

防患者突然过量服药自杀。对于自杀、自伤企图严重者应保证24小时有人监护,紧急联系临床医生,尽快送专科医院治疗。

抑郁症患者如何进行自救

1. 等一等,多给自己一个机会

当自杀的想法难以克制,无论打算做什么都先等待48小时,多给自己一个选择的机会。在做出伤害行为之前,一定要反问自己:该不该这样做? 难道就由着抑郁症控制我的思维吗? 需不需要别人的帮助? 我的死,讨厌我的人是否会在乎? 爱我的人是什么感受? 如果认为自杀可以成为回应他人的一种方式,或者向他们展示所遭受的痛苦,那么这只是一厢情愿。只有活着,问题才有解决的可能,未来才有希望。

2. 安全岛,让失控的心灵恢复宁静

构建一处安全的角落,这个角落是属于个人的安全岛。当感到绝望难以自控时,应第一时间前往安全岛。个人安全岛的既定规则是:一旦觉得失控,担心自己可能采取某些行动时,一定要走进安全岛;一旦进入安全岛就不会伤害自己或他人。待在那里,慢慢地呼吸,直到不良情绪平复为止。安全岛可以是卧室的窗旁、个人的床上或者最爱坐着看书的那把椅子,以及其他能让自己感到安静的地方。

3. 感受外界,让沸腾的情感得以着陆

情绪失控时出现消极想法,难以摆脱的原因主要是内化的注意力。抑郁让个体把注意力大部分时间集中于身体上的不适和内心的痛苦体验，心里就像有一座被压制的火山，随时会爆发，又因为不能爆发而让内心煎熬。这时可以尝试使用情感着陆技术平复自己的心情，消除自杀意念。

具体步骤：放松地坐到沙发上或床上，第一步慢慢地深呼吸，然后看看周围，说出5个能看到的让人不难过的物体。比如，可以说"我看见了一只鞋，我看见了一张桌子……"。第二步慢慢地深呼吸，说出5个能听到的不让人悲伤的声音。例如："我听到电视的声音，我听到风吹的声音……"第三步慢慢地深呼吸，说出5个能感觉到的不让人悲伤的事物。例如："我能感觉到鞋子里的脚趾头，我能感觉到风轻轻吹过我的脸……"。第四步慢慢地深呼吸，然后可以说出看到的周围存在的五种颜色。例如，"蓝色的天空，白色的云……"。当只注意一样东西的时候，感觉也会欺骗个体，会看不见、听不到、触不到其他的东西，而误以为所关注的东西就是一切。同样的道理，在生活里还拥有很多的东西，可是因为把所有的注意力都放在疾病这件事情上，几乎看不见自己拥有的一切。

4. 释放信号，以便得到及时的心理支持

在需求最迫切的时候，反而最难开口求救，这时患者应竭力鼓励自己释放求助信号，打破孤立无助的屏障，以便得到及时的心理支持。自杀自救非常重要的一步是克服恐惧、羞耻或尴尬，与可以信任的人分享自杀念头，这个人可以是患者的朋友、老师或亲人。与他们沟通可以缓解已经形成的自杀意念，减轻心理痛苦，帮助自己找到应对当前困境的方法。如果有的话当面难

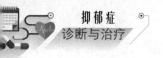

以启齿,也可以尝试应用社交软件或者发送电子邮件等形式与自己信任的人交流。

5. 寻求专业帮助,在最短时间内恢复理智行为

假如自杀的念头犹如泰山压顶,切忌一个人硬扛,应立即拨打心理急救电话或自杀危机干预热线,寻求专业救助。这些心理急救热线的接线员受过相关专业训练,每时每刻都做好了解决求助者紧急问题的准备。自杀的念头及相关的冲动行为,往往导致严重的后果。因此,倘若能及时求救,就证明自己很坚强也很勇敢。假如参加了心理互助团体或者正进行心理治疗,那么应打电话给团体的成员或治疗师。拿起电话,就又给了生活一次机会!

参考文献

[1] 陆林.沈渔邨精神病学(第6版)[M].北京:人民卫生出版社,2019:380-422.

[2] 仇德辉.数理情感学[M].长沙:湖南人民出版社,2001:24-39.

[3] 高存友.老年抑郁症[M].北京:华龄出版社,2019:6-12,83-95,111-120,135-143.

[4] 郑瞻培,王善澄,翁史旻.精神病学临床实践[M].上海:上海科技技术出版社,2013:100-119,422-432.

[5] 李凌江,马辛.中国抑郁障碍防治指南(第2版)[M].北京:中华医学电子音像出版社,2015:1-9,45-55.

[6] 王惠芹,王真真,林美好,等.抑郁症发病与神经营养因子异常研究进展[J].中国药理学通报,2020,36(10):1333-1337.

[7] 陈姗姗,何阳,张志华,等.肠道菌群对抑郁症的影响及其可能机制的研究进展[J].医学研究生学报,2020,33(10):1093-1097.

[8] Huang Y., Wang Y., Wang H., et al. Prevalence of mental disorders in China: a cross-sectional epidemiological study[J]. Lancet Psychiatry, 2019, 6:211-224.

[9] World Health Organization. Depression and other common mental disorders: global health estimates[R]. WHO: Ge-

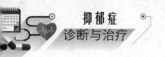

neva, Switzerland, 2017(2017.2).

[10] American Psychiatric Association. The Diagnostic and Statistical Manual of Mental Disorders, Fifth Edition(DSM-5). Washington D.C.: New School Library, 2013:155-186.

[11] 世界卫生组织出版.范肖冬译.ICD-10精神与行为障碍分类[M].北京:人民卫生出版社,1993:89-112.

[12] 施慎逊.精神病学高级教程[M].北京:中华医学电子音像出版社,2019:12-24,139-145,338.

[13] 吴歆.儿童、青少年抑郁症的诊断和治疗进展[J].中国儿童保健杂志,2008,16(2):194-196.

[14] 孙振晓,于相芬.抗抑郁药撤药综合征的研究进展[J].临床精神医学杂志,2015,25(6):426-428.

[15] 刘红霞,高彩凤,仇春革.综合康复治疗对复发性抑郁症患者康复效果1年随访研究[J].临床精神医学,2018,39(5):266-269.

[16] 李睿楠,王刚,周晶晶.抑郁症运动干预治疗的研究进展[J].中华精神科杂志,2019,65(2):159-162.

[17] 程伟,陈坚义.《黄帝内经》对抑郁症防治的启发[J].饮食保健,2020,7(9):90-91.

[18] 谢红芬,胡启梅,王桂梅,等.基于微信平台的自我管理教育在抑郁症患者中的应用[J].中华现代护理杂志,2018,24(9):1058-1062.

[19] 顾天宇,李一帆,肖利,等.智能实时睡眠监测与干预系统的设计与实现[M].北京生物医学工程,2020,39(1):69-73.

[20] 申思,吕晓华.膳食多样化与健康关系的研究进展[J].川北医学院学报,2017,32(3):475-478.

[21] 张婉菁,陆平,吴涛,等.抑郁症与生物节律紊乱的相关性研究进展[J].生命科学,2017,29(8):779-783.

[22] 冯建伟,郑伟,周舒颖,等.预防抑郁症患者疾病复发的研究现况[J].神经疾病与精神卫生,2016,16(2):209-212.

[23] 孙文江,余波,李广鹤,等.运动疗法治疗抑郁症的研究进展[J].中华物理医学与康复杂志,2019,41(3):238-240.

[24] 崔树伟.自杀危险因素及预防研究的现状与趋势[J].中国公共卫生,2003,19(1):105-107.

[25] 纪红玉.社交技能训练对抑郁症患者康复效果的影响[J].反射疗法与康复医学,2020,1(15):136-138.

[26] 孙芳玲,郭德玉,王文.光照对大脑功能的影响研究进展[J].照明工程学报,2017,28(6):16-19.

[27] 刘帮杉,张丽,汪露,等.光照疗法对非季节性抑郁症疗效的随机对照试验系统评价和 Meta 分析[J].中华精神科杂志,2017,50(3):214-221.

[28] Al-Karawi D., Jubair L. Bright light therapy for non-seasonal depression: meta-analysis of clinical trials[J]. J. Affect Disord, 2016, 198(7):64-71.

[29] 孟倩,周志焕,梅妍.中药可治抑郁症吗？[J].医学争鸣,2020,11(1):42-46.

[30] 罗丁,王聪,符文彬.符文彬"整合针灸"模式治疗抑郁障碍思路探析[J].中华中医药杂志,2020,35(4):1832-1835.

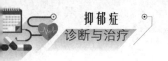

[31] 孔凡贞,钮美娥,赵惠英,等.正念认知疗法在抑郁症患者中的研究现状[J].中华护理杂志,2015,50(12):1502-1505.

[32] 张莹莹,卢国华,范静波.社区的老年人饮茶、认知与抑郁的关系[J].中国健康心理学杂志,2014,22(8):1245-1247.

[33] Ferre S., Ciruela F., Borycz J., et al. Adenosine A1-A2 receptor heteromers: new targets for caffeine in the brain [J]. Front Biosci, 2008, 13(6):2391-2399.

[34] Allison D.B., Newcomer J.W., Dunn A.L., et al. Obesity among those with mental disorders: a national institute of mental health meeting report[J]. Am J Prev Med, 2009, 36 (4):341-350. DOI: 10.1016/jamepre.2008.11.20.

[35] 王欢,张兰.青少年女性月经紊乱导致抑郁的研究进展[J].解放军医学杂志,2020,45(8):869-875.

[36] Bot M., Brouwer I.A., Roca M., et al. Effect of Multinutrient Supplementation and Food-Related Behavioral Activation Therapy on Prevention of Major Depressive Disorder Among Overweight or Obese Adults With Subsyndromal Depressive Symptoms: The Moodfood Randomized Clinical Trial [J]. Jama, 2019, 321(9):858-868.

[37] 高存友.心理压力与调控[M].北京:九州出版社,2018:33-36,100-123.

[38] Al-Karawi d., Jubair L. Bright light therapy for non-seasonal depression: meta-analysis of clinical trials[J]. J. Affect Disord, 2016, 198(7):64-71.

健康中国·家有名医丛书
总书目

第一辑

第二辑

13. 呼吸道病毒感染诊断与治疗
14. 心血管内科疾病诊断与治疗
15. 老年眼病诊断与治疗
16. 肺结核病诊断与治疗
17. 斑秃诊断与治疗
18. 带状疱疹诊断与治疗
19. 早产儿常见疾病诊断与治疗
20. 儿童佝偻病、贫血、肥胖诊断与治疗
21. 儿童哮喘诊断与治疗
22. 皮肤溃疡诊断与治疗
23. 糖尿病视网膜病变诊断与治疗
24. 儿童性早熟诊断及治疗
25. 儿童青少年常见情绪行为障碍诊断和治疗
26. 儿童下肢畸形诊断和治疗
27. 肺癌诊断与治疗